前　言

《循证针灸临床实践指南》包括：带状疱疹、贝尔面瘫、抑郁症、中风后假性球麻痹、偏头痛、颈椎病、慢性便秘、腰痛、原发性痛经、坐骨神经痛、失眠、成人支气管哮喘、肩周炎、膝关节炎、急慢性胃炎、过敏性鼻炎、突发性耳聋、三叉神经痛、糖尿病周围神经病变、单纯性肥胖病等病症的循证针灸临床实践指南。

本部分为《循证针灸临床实践指南》的成人支气管哮喘部分。

本部分受国家中医药管理局指导与委托。

本部分由中国针灸学会提出。

本部分由中国针灸学会标准化工作委员会归口。

本部分起草单位：中国中医科学院针灸研究所。

本部分主要起草人：吴中朝、焦玥、周文娜、司晓华、周劲草、李荣俊。

本部分专家组成员：刘保延、赵宏、武晓冬、房緊恭、徐凯峰、田从豁、赵吉平、刘志顺、张文彭、冯萃灵、邵素菊、杨永清、陈日新、王京京、王巧妹、吴泰相、范为宇、詹思延、赵京生、彭增福、杨金洪、梁繁荣、张维、刘炜宏、杨金生、文碧玲、余曙光、郭义、杨骏、杨华元、储浩然、石现、王富春、王麟鹏、贾春生、余晓阳、高希言、常小荣、张洪涛、吕明庄、王玲玲、宣丽华、翟伟、岗卫娟、王昕、董国锋、王芳。

引　言

《循证针灸临床实践指南》是根据针灸临床优势，针对特定临床情况，参照古代文献、名医经验以及现代最佳临床研究证据，结合患者价值观和意愿，系统研制的帮助临床医生和患者做出恰当针灸处理的指导性意见。

《循证针灸临床实践指南》制定的总体思路是：在针灸实践与临床研究的基础上，遵循循证医学的理念与方法，紧紧围绕针灸临床的特色优势，综合专家经验、目前最佳证据以及患者价值观，将国际公认的证据质量评价与推荐方案分级的规范与古代、前人、名老针灸专家临床证据相结合，并将临床研究证据与大范围专家共识相结合，旨在制定出能保障针灸临床疗效和安全性、并具有科学性与实用性的可有效指导针灸临床实践的指导性意见。

在《循证针灸临床实践指南》的制定过程中，各专家组共同参与，还完成了国家标准《针灸临床实践指南制定与评估规范》（以下简称《规范》）的送审稿。《规范》参照了国际上临床实践指南制定的要求和经验，根据中国国情以及针灸的发展状况，对《循证针灸临床实践指南》制定的组织、人员、过程、采用证据质量评价、推荐方案等级划分、专家共识形成方式、制定与更新的内容和时间等都进行了规范。这些规范性要求在《循证针灸临床实践指南》制定中都得到了充分考量与完善。《规范》与《循证针灸临床实践指南》相辅相成，《规范》是《循证针灸临床实践指南》制定的指导，《循证针灸临床实践指南》又是《规范》适用性的验证实例。

《循证针灸临床实践指南》推荐等级主要采用世界卫生组织（WHO）等推荐的 GRADE（Grading of Recommendations Assessment，Development and Evaluation）系统，即推荐分级的评价、制定与评估的系统，其中推荐等级分为强推荐与弱推荐两级。强推荐的方案是估计变化可能性较小，个性化程度低的方案，而弱推荐方案则是估计变化可能性较大，个性化程度高，患者价值观差异大的方案。对于古代文献和名医经验的证据质量评价，目前课题组还在进一步研制中，《循证针灸临床实践指南》仅将古代文献和名医经验作为证据之一附列在现代证据后面，供《循证针灸临床实践指南》使用者参考。

2008 年，在 WHO 西太区的项目资助下，由中国中医科学院牵头、中国针灸学会标准化工作委员会组织完成了针灸治疗带状疱疹、贝尔面瘫、抑郁症、中风后假性球麻痹和偏头痛 5 种病症的指南研制工作。在这 5 种病症的指南研制过程中，课题组初步提出了《循证针灸临床实践指南》的研究方法和建议，建立了《循证针灸临床实践指南》的体例、研究模式与技术路线。2010 年 12 月，《临床病症中医临床实践指南・针灸分册》由中国中医药出版社正式出版发行。

2009 年至 2013 年，在国家中医药管理局立项支持下，中国针灸学会标准化工作委员会又先后分 3 批启动了 15 种病症的指南研制工作。为了保证《循证针灸临床实践指南》高质量地完成，在总课题组的组织下，由四川大学华西医院吴泰相教授在京举办 2 次 GRADE 方法学培训会议，全国 11 家临床及科研单位的 100 多位学员接受了培训。随后，总课题组又组织了 15 个疾病临床指南制定课题组和 1 个方法学课题组中的 17 位研究人员，赴华西医院循证医学中心接受了为期 3 个月的 Meta 分析和 GRADE 方法学专题培训，受训研究人员系统学习并掌握了 GRADE 系统证据质量评价和推荐意见形成的方法。

本次出版的《循证针灸临床实践指南》共有 20 个部分，包括对 2010 年版 5 部分指南的修订再版和2013年完成的15部分指南的首次出版。《循证针灸临床实践指南》的适用对象为从事针灸临床与科研的专业人员。

《循证针灸临床实践指南》的证据质量分级和推荐强度等级如下：

◇证据质量分级

证据质量高：A

证据质量中：B

证据质量低：C

证据质量极低：D

◇推荐强度等级

支持使用某项干预措施的强推荐：1

支持使用某项干预措施的弱推荐：2

《循证针灸临床实践指南》的编写，凝聚着全国针灸标准化科研人员和管理人员的辛勤汗水，是参与研制各方集体智慧的结晶，是辨证论治的个体化诊疗模式与循证医学有机结合的创造性探索。《循证针灸临床实践指南》在研制过程中，得到了兰州大学循证医学中心杨克虎教授、陈耀龙博士以及北京大学循证医学中心詹思延教授在方法学上的大力支持和帮助，在此深表感谢。同时，还要感谢国家中医药管理局政策法规与监督司领导的热心指导与大力支持；此外，还要感谢各位专家的通力合作；在《循证针灸临床实践指南》的出版过程中，中国中医药出版社表现出了很高的专业水平，在此一并致谢。

摘　　要

1　治疗原则

慢性持续期以宣肺化痰止哮为主；临床缓解期以补肺健脾益肾为主。

两期各有侧重，但均应标本同治。

取穴时采用局部与远部相结合的方法，选取膀胱经、任脉、肺经、督脉、脾经、肾经的穴位为主。

2　主要推荐意见

推荐意见	推荐级别
慢性持续期 本期哮喘症状持续，其推荐方案多在西药治疗的基础上同时使用针灸治疗	
（1）毫针刺法：间歇状态，轻、中度持续状态，推荐使用毫针刺法。局部配合辨证取穴，局部取穴可用电针。治疗施以补法或平补平泻法，可配合拔罐治疗	强推荐
（2）穴位贴敷：间歇状态，轻、中度持续状态，推荐使用穴位贴敷疗法。局部取穴以前后配穴为主，用药以白芥子散加减。慢性持续期使用本法可控制哮喘发作，三伏天贴敷可作预防与调理	强推荐
（3）热敏灸法：可使用热敏灸疗法，在胸背部探查并灸治热敏点	弱推荐
（4）穴位注射：可使用穴位注射疗法，注射药物为黄芪注射液，取穴以肺俞、大椎为主	弱推荐
（5）穴位埋线：轻、中度持续状态，可使用穴位埋线疗法，以肺、脾、肾的俞募配穴为主，配合辨证取穴	弱推荐
临床缓解期 本期哮喘症状缓解，可独立使用针灸疗法或配合西药以预防复发	
（1）推荐参照慢性持续期治疗方案中的（1）、（2）两法	强推荐
（2）可使用艾条温和灸法，局部配合辨证取穴为主	弱推荐

简　介

《循证针灸临床实践指南：成人支气管哮喘》（以下简称《指南》）简介如下：

1　本《指南》制定的目标

本《指南》制定的目标是为临床医生提供治疗支气管哮喘高质量的针灸方案。

2　本《指南》制定的目的

本《指南》制定的目的是促进支气管哮喘针灸治疗方案的规范化，为临床医生提供针灸治疗支气管哮喘的可靠性证据，以确保治疗的有效性及安全性。

3　本《指南》的适用人群

本《指南》的适用人群主要为执业中医师、执业助理中医师、非针灸专业的医务人员以及针灸科研人员。

4　本《指南》适用的疾病范围

本《指南》的目标疾病是支气管哮喘，其他原因（如支气管扩张、慢性气管炎、肺部感染、心源性哮喘、风湿性心脏病、心力衰竭）引起的哮喘与本病证候相似者，也可以参考本病的治疗方案辨证施治。

本《指南》的适用人群是成人，可适用于临床各期，适宜的介入时期是支气管哮喘慢性持续期和临床缓解期（相当于中医临床分期的非急性发作期和缓解期）。急性发作期多以扩张支气管、缓解气道炎症等治疗为主，可酌情配合针灸治疗（参考本《指南》的治疗方案），以缓解症状，减少激素等西药的应用剂量。

概　述

1　定义

1.1　西医

支气管哮喘（简称哮喘）是常见的慢性呼吸道疾病之一，是由多种细胞和细胞组分参与的气道慢性炎症性疾病。这种慢性炎症导致的气道高反应性，通常出现广泛多变的可逆性气流受限，并引起反复发作的喘息、气急、胸闷或咳嗽等症状，常在夜间和（或）清晨发作、加剧，多数患者可自行缓解或经治疗后缓解。

根据临床表现，本病分为三期，即急性发作期、慢性持续期、临床缓解期[1]。根据病史、症状、体征和实验室检查结果的特点，临床上将其分为外源性哮喘和内源性哮喘两类。

1.2　中医

支气管哮喘属于中医“哮病”的范畴，是一种常见的反复发作的肺系疾患。多因宿痰伏肺，复因外邪、饮食、情志、劳倦等因素，致气滞痰阻，气道挛急、狭窄而发病。以发作性喉中哮鸣有声，呼吸困难，甚则喘息不能平卧为主要表现[2]。本病在中医古代文献中多被称为“哮吼”“哮喘”“哮拔”“喘呼”“喘鸣”“喘促”“喘胀”“喘逆”“喘喝”“喘满”“呷嗽”“呴嗽”“上气鸣息”。

2　发病率及人群分布情况

支气管哮喘是世界范围内的主要慢性疾病之一，也是导致死亡的主要原因之一。全世界大约有3亿人患病[3]，中国约有3000万患者。成人的患病率为3%～6%。过去20年，支气管哮喘的发病率显著增加[4]。本病的病死率为1/10万～20/10万，全世界每年约有25万哮喘患者死亡，其中年轻人占很大的比例[3]。

据WHO估计，全球由于哮喘导致的调整伤残生命年（Disability - Adjusted Life Years，DALYs）数量估计达到1500万/年，约占全球疾病总负担的1%。此外，预测到2025年，将会出现1亿例新的哮喘病患者。

临床特点

1 病史

外源性哮喘患者常有家庭及个人过敏史，多在幼年或青少年时期起病，有明显的季节性，以春、秋季好发；内源性哮喘患者少有家庭及个人过敏史，多在中年后起病，发病无明显的季节性[2]。

危险因素有宿主因素和环境因素。宿主因素主要包括遗传、肥胖、性别；环境因素包括变应原、感染、烟草烟雾、空气污染、饮食及其他因素（运动、过度通气、气候变化、情绪波动等），而社会经济地位、年龄等也可以影响其发生发展[5]。

哮喘的遗传度为70%～80%，父母其中一方患有哮喘的儿童，其哮喘发病率是其他儿童的2～5倍[6]；父母均患哮喘，儿童患哮喘的几率是健康儿童的10倍。随着成长，在性别中的差异随之减少。在成人期，男女比例相当[3]。分层调查发现，春、秋季节好发哮喘，而哮喘发病的第一高峰期为0～14岁，第二高峰期为30～40岁[7]。

2 症状及体征

根据国家食品药品监督管理总局发布的《中药新药临床研究指导原则》（2002年试行版），哮喘的症状及体征可进行分级量化[2]。

哮喘症状及体征分级量化

症状	轻	中	重
喘息	偶有发作，程度轻，不影响休息或活动	感觉较频繁，但不影响睡眠，动则喘息明显	静坐感觉明显，不能平卧，影响睡眠或活动
咳嗽	白天间断咳嗽，程度轻微	频繁咳嗽，但不影响睡眠	昼夜咳嗽频繁或阵咳，影响休息和睡眠
咳痰	少量，昼夜咳痰10～15mL，或夜间及清晨咳痰5～25mL	有痰，昼夜咳痰51～100mL或夜间及清晨咳痰26～50mL	量多，昼夜咳痰100mL以上，或夜间及清晨咳痰50mL以上
胸膈满闷	偶有发作，程度轻，不影响休息或活动	感觉较频繁，但不影响睡眠	感觉明显，不能平卧，影响睡眠或活动
哮鸣音	偶闻，或在咳嗽、深快呼吸后出现	散在	满布

诊断标准

1 西医诊断标准及分级

1.1 西医诊断标准

根据中华人民共和国卫生部2012年发布的卫生行业标准《支气管哮喘诊断》[8]，支气管哮喘诊断要点主要包括临床症状、体征、诱因以及肺功能等相关实验室指标。

（1）反复发作的喘息、气急、胸闷或咳嗽，多与接触变应原、冷空气、物理性刺激、化学性刺激、病毒性上呼吸道感染、运动等有关。

（2）发作时双肺可闻及散在或弥散性、以呼气相为主的哮鸣音，呼气相可延长。

（3）上述症状和体征可经治疗缓解或可自行缓解。

（4）除外其他疾病引起的喘息、气急、胸闷和咳嗽。

（5）对临床表现不典型者（如无明显喘息或体征），应最少具备以下1项试验阳性：①支气管激发试验或运动激发试验阳性；②支气管舒张试验阳性，第一秒时间肺活量FEV1增加≥12%，且FEV1增加绝对值≥200mL；③呼气流量峰值日内（或2周）变异率≥20%。

符合（1）～（4）条或（4）、（5）条者，可以诊断为支气管哮喘。

1.2 病情严重程度的分级

病情严重程度的分级主要用于治疗前或初始治疗时严重程度的判断，在临床研究中更有其应用价值。

病情严重程度的分级

分级	临床特点
间歇状态（第1级）	（1）哮喘症状＜每周1次 （2）症状短暂出现 （3）夜间哮喘症状≤每个月2次 （4）FEV1占预计值（%）≥80%或PEF≥80%个人最佳值，PEF或FEV1变异率＜20%
轻度持续（第2级）	（1）哮喘症状≥每周1次，但＜每日1次 （2）可能影响活动和睡眠 （3）夜间哮喘症状＞每个月2次，但＜每周1次 （4）FEV1占预计值（%）≥80%或PEF≥80%个人最佳值，PEF或FEV1变异率20%～30%
中度持续（第3级）	（1）每日有症状 （2）影响活动和睡眠 （3）夜间哮喘症状≥每周1次 （4）FEV1占预计值（%）60%～79%或PEF 60%～79%个人最佳值，PEF或FEV1变异率＞30%
重度持续（第4级）	（1）每日有症状 （2）症状频繁出现 （3）经常出现夜间哮喘症状 （4）体力活动受限 （5）FEV1占预计值（%）＜60%或PEF＜60%个人最佳值，PEF或FEV1变异率＞30%

注：PEF指呼气流量峰值。

1.3 分期

根据临床表现，哮喘可分为急性发作期、慢性持续期和临床缓解期。

1.3.1 急性发作期

喘息、气急、咳嗽、胸闷等症状突然发生，或原有症状急剧加重，常出现呼吸困难，以呼气流量降低为特征，常因接触变应原、刺激物或呼吸道感染而诱发。

1.3.2 慢性持续期

在相当长的时间内，每周均不同频度和（或）不同程度地出现喘息、气急、胸闷、咳嗽等症状。

1.3.3 临床缓解期

经过治疗或未经治疗，症状、体征消失，肺功能恢复到急性发作前的水平，并维持3个月以上。

本《指南》治疗方案针对的是慢性持续期和临床缓解期的患者。急性发作期多以西医扩张支气管、缓解气道炎症等治疗为主，可选用定喘、素髎、孔最等穴位酌情配合针灸治疗，可以参考本《指南》的治疗方案给予辨证施治。

2 中医诊断标准及分型

2.1 中医诊断标准

根据国家中医药管理局1994年制定的《中医病证诊断疗效标准》[9]中“哮病诊断依据”及2002年发布的《中药新药临床研究指导原则》中“哮病的中医诊断标准”，确定哮病中医诊断标准依据如下：

发作时喉中哮鸣有声，呼吸困难，甚则张口抬肩，不能平卧，或口唇指甲紫绀。

呈反复发作性。常因气候突变、饮食不当、情志失调、劳累等因素诱发。发作前多有鼻痒、喷嚏、咳嗽、胸闷等先兆。

有过敏史或家族史。

两肺可闻及哮鸣音，或伴有湿啰音。

血嗜酸性粒细胞可增高。

痰液涂片可见嗜酸性粒细胞。

胸部X线检查一般无特殊改变，久病可见肺气肿征。

2.2 中医辨证分型标准

根据国家中医药管理局1994年制定的《中医病证诊断疗效标准》中“哮病证候分类”及2002年发布的《中药新药临床研究指导原则》中“哮病的中医证候诊断标准”，确定哮病中医辨证分型依据如下：

2.2.1 发作期

由于哮喘反复发作，经久不愈，而致瘀血、痰浊内生，正气损伤。因此，在急性发作期，除以冷哮、热哮、风哮常见外，尚可在此基础上兼见瘀血、痰浊、正虚等不同。

2.2.1.1 冷哮

喉中哮鸣有声，胸膈满闷，咳痰稀白，面色晦暗，或有恶寒、发热、身痛，舌质淡，苔白滑，脉浮紧。

2.2.1.2 热哮

喉中哮鸣如吼，气粗息涌，胸膈烦闷，呛咳阵作，痰黄黏稠，面红，伴有发热，心烦口渴，舌质红，苔黄腻，脉滑数。

2.2.1.3 风哮

时发时止，发时喉中哮鸣有声，反复发作，止时又如常人，发作前多有鼻痒、咽痒、喷嚏、咳嗽，舌淡苔白，脉浮紧。

2.2.1.4　虚哮

反复发作，甚者持续喘哮，咳痰无力，声低气短，动则尤甚，唇甲紫绀，舌质紫暗，脉弱。

2.2.2　缓解期

2.2.2.1　肺气亏虚

平素自汗，怕风，常易感冒，每因气候变化而诱发，发病前喷嚏频作，鼻塞，流清涕，舌苔薄白，脉濡。

2.2.2.2　脾气亏虚

平素痰多，倦怠无力，食少便溏，每因饮食失当而引发，舌苔薄白，脉细缓。

2.2.2.3　肾气亏虚

平素气息短促，动则为甚，腰酸腿软，脑转耳鸣，不耐劳累，下肢欠温，小便清长，舌淡，脉沉细。

2.3　中医临床分期[2]

根据临床表现，支气管哮喘可分为急性发作期和缓解期。

2.3.1　急性发作期

急性期哮喘急性发作是指喘息、气促、咳嗽、胸闷等症状突然发生，或原有症状急剧加重，常出现呼吸困难，以呼气流量降低为特征，常因接触变应原、刺激物或呼吸道感染而诱发。其程度分为轻、中、重度。

2.3.2　缓解期

缓解期或称非急性发作期，系指经过治疗或未经治疗，症状、体征消失，肺功能恢复到急性发作前的水平，并维持4周以上。

本《指南》治疗方案针对中医临床分期为非急性发作期和缓解期的患者，相当于西医的慢性持续期和临床缓解期。

针灸治疗概况

1 现代文献

1.1 辨证治疗方面

现代针灸治疗支气管哮喘更强调分时期、因人群、择地域、别时令施治。总的来说，以分期施治为主，慢性持续期的主要治则为宣肺化痰止哮以治标，多取与肺有关的局部穴位；临床缓解期的主要治则为健脾补肾以治本，多取背俞穴及与肺、脾、肾有关的补益穴。鉴于本病属于慢性、顽固性、发作性疾病，治疗本病的疗程多较长，一般至少3个月以上。

1.2 刺灸法方面

近20年来，针灸治疗支气管哮喘的文献大约涉及21种疗法，即毫针刺法、电针、灸法、穴位贴敷、穴位注射、耳穴压丸、放血疗法、拔罐、超短波、电磁疗法、蜂针、割治、挑治、刮痧、火针、穴位埋线、激光针刺、激光穴位照射、皮肤针、皮内针、光灸，以及上述疗法的联合治疗或综合运用。其中，临床和机制研究质量较高、研究较多的是穴位贴敷、毫针刺法、灸法、穴位注射和穴位埋线。

2 古代文献

古代文献中记载针灸治疗支气管哮喘主要有毫针刺法、灸法、放血三种疗法。其中，毫针刺法最为常用。用穴为局部取穴结合远端取穴，局部穴位主要有膀胱经、任脉、肺经、肾经的穴位，常用的有肺俞、天突、俞府、华盖等；远端穴位主要有商阳、经渠、列缺、涌泉等。灸法常用的穴位有肺俞、天突、膻中、膏肓等，并且往往只取一个或两个穴位进行施灸。放血疗法常用的穴位有曲泽、大陵。

3 名医经验

现代名医治疗支气管哮喘，多在分期的基础上进行脏腑辨证，多取与肺有关的局部穴位为主，酌情选用任脉、督脉及肺经、脾经、肾经的补益穴。在刺灸法方面，常用的疗法除毫针刺法、灸法、穴位贴敷外，还有电针、耳穴压丸、水针、皮肤针、放血等疗法。

针灸治疗和推荐方案

1 针灸治疗的原则和特点

1.1 针灸治疗原则

慢性持续期以宣肺化痰止哮为主；临床缓解期以补肺健脾益肾为主。两期各有侧重，但均应标本同治。

取穴时采用局部与远部取穴相结合的方法，选取膀胱经、任脉、肺经、督脉、脾经、肾经的穴位为主。

1.2 针灸治疗特点

1.2.1 治疗择期而行

针灸的干预时机主要在支气管哮喘的慢性持续期和临床缓解期。急性发作期因起病急、症状重、发展快，多以西医扩张支气管、缓解气道炎症等治疗为主；在缓解期，针灸介入或配合西医治疗，或独自干预，往往能更好地发挥中医“缓则治其本”“标本同治”的优势，辨证施治更贴合病机、体质，治疗方式更为灵活，且副作用小。症状明显可以攻邪为主，分寒、热之不同；临床缓解期应查阴阳之偏颇，脏腑之所属，肺、脾、肾之主次，经络之主病，调节脏腑经络。

1.2.2 疗法因人制宜

有些临床文献的目标人群分成人及儿童。儿童支气管哮喘的针灸疗法应将安全性放在首位，在疗效肯定的前提下兼顾患儿的接受度，因此疗法主要是穴位贴敷。成人支气管哮喘的针灸疗法涉及种类较多，取穴用药在总的治疗原则下，体现了一定的多样性和地域特色，主要包括毫针刺法、穴位贴敷、灸法、穴位注射、穴位埋线、拔罐等。但穴位贴敷治疗儿童及成人的方案在原则上并没有大的差异，辨证、取穴、药物、操作大体相似，也有相当多的文献研究对象是不分成人和儿童的。因本《指南》主要以针灸临床应用为主，故将目标人群定位为成人，儿童的治疗也可参照使用。

1.2.3 特色择时施治

毫针刺法、穴位贴敷、灸法、穴位注射等均可因时令施治。临床研究显示，三伏期间治疗的效果要优于其他时间的治疗效果。

1.2.4 疗效证殊效异

成人肺脾气虚型较肾气亏虚型疗效好，寒型较热型疗效好。治疗时间越长，远期疗效越好。无菌性炎症的支气管哮喘的疗效优于伴发细菌性炎症的支气管哮喘。

2 主要结局指标

2.1 临床结局指标

2.1.1 无效率

主要参考标准为中华中医药学会 2008 年、1997 年、1993 年的《支气管哮喘防治指南》，1993 年、2002 年的《中药新药临床研究指导原则》，1994 年的《中医病证诊断疗效标准》。

2.1.2 哮喘病情综合评分

成人哮喘控制测试 ACT（2006 年版 GINA 全球防治哮喘创议）。

2.1.3 肺功能

一秒用力呼气容积 FEV1，第一秒用力呼气容积占预计值百分比 FEV1%，第一秒用力呼气容积占用力肺活量百分比 FEV1/FVC，峰值呼气流速 PEF，峰值呼气流速 PEF 占预计值百分比 PEF%。

2.1.4 其他

哮喘症状评分。

哮喘用药天数、药量减少情况。

哮喘控制时间、症状消失时间。

2.2 实验室指标

血清总 IgE、血清特异性 IgE 等免疫球蛋白。

血清嗜酸性粒细胞（EOS）、嗜酸性粒细胞阳离子蛋白（ECP）。

白细胞介素 IL－4、IL－5、干扰素 IFN－γ 等淋巴因子。

淋巴细胞 CD_4、CD_8、CD_4/CD_8 等。

2.3 生存质量结局指标

哮喘生命质量调查问卷 AQLQ。

3 注意事项[10]

一般情况下，支气管哮喘急性发作期重度或危重度患者不推荐单用针灸治疗。

患者在过于饥饿、疲劳、精神紧张、情绪激动的情况下，不宜立即进行针刺治疗。对于身体瘦弱、气血亏虚的患者，应取卧位，针刺手法不宜过重。

临床操作如出现晕针、皮下血肿及气肿、滞针、弯针、断针以及气胸等意外情况，应根据病情轻重给予对症处理。

为患者做好健康指导，讲解针灸治疗哮喘的机制、疗法及注意事项，使患者心中有数，树立治疗信心。

4 患者自我护理

4.1 饮食护理

天气转冷时，注意冷暖，注意增减衣物，尤应注意颈部保暖。治疗期间，多吃水果、蔬菜和营养丰富且易消化的食物；禁食肥甘厚腻、生痰助湿的食物；禁食生冷刺激性食物；禁食海鲜、虾等食物。

4.2 生活起居护理

治疗期间尽量避免感冒，夏季三伏天治疗当日勿贪凉，不要过度吹电扇、用空调；穴位贴敷去掉药渣后可以用热水洗澡，不能用冷水冲洗；每晚保证 7～8 小时睡眠，避免收看紧张和刺激性强的影视节目。

4.3 心理护理

注意维护患者良好的心态，避免其情绪过于激动、烦躁或悲伤忧郁。

5 推荐方案

5.1 慢性持续期

5.1.1 毫针刺法（配合电针）

毫针刺法的治疗特点为辨证选取局部或督脉、任脉、膀胱经的邻近穴位及肺经、脾经、肾经的远端穴位，以通利肺气，强健脾肾。实验研究证实，此法可加强机体自主神经的调控作用，促进交感神经的功能，提高哮喘患者的肺功能。

取穴：①主穴：肺俞（双）、定喘（双）、风门（双）。②配穴：气喘急促明显者取任脉的天突、膻中；胸闷、咳嗽、痰多者取肺经的中府（双）、尺泽（双）、列缺（双）、鱼际（双）；咳喘乏力、动则尤甚者取胃经的足三里（双）、脾经的三阴交（双）、肾经的太溪（双）。

操作方法：①根据患者的病情及所选穴位，选择适合的体位。②行针时根据针刺部位，行提插捻转手法，以患者得气为度，根据患者的病情施以补法或平补平泻手法。③肺俞、风门、中府应斜刺，不可向内深刺，以免伤及肺脏，引起气胸。④每次留针 30 分钟，每隔 10 分钟行针 1 次。一般针后于大椎、肺俞之间加拔一个大号火罐，留罐 10 分钟。⑤在慢性持续期，双侧肺俞可接电针，以加强刺激，波形用疏密波，频率为 20Hz，强度以针柄轻微颤动、患者能耐受为度。

疗程：每日 1 次或隔日 1 次，10 次为 1 个疗程，疗程之间可休息 1～3 日。

注意事项：慢性持续期应用本方案时，须在服用抗哮喘药物的基础上使用。

『推荐』

推荐建议：间歇状态，轻、中度持续状态，推荐使用毫针刺法。局部配合辨证取穴，局部取穴可用电针。治疗施以补法或平补平泻法。［GRADE1CD］

解释：本《指南》小组共纳入相关文献 27 篇[11－37]，经综合分析，形成证据体发现，局部配合辨证取穴针刺能提高肺功能、降低哮喘症状积分。现代文献证据体质量等级经 GRADE 评价后，因其纳入文献设计质量、一致性及精确性较低，最终证据体质量为 C、D。但推荐方案切合临床，在专家共识的基础上予以强推荐。

5.1.2 穴位贴敷

穴位贴敷[38]的特点是通过对局部、邻近、远端的穴位进行辨证施药，并借助自然界阳气和人体内阳气同气相求的治疗机制，驱散哮病宿根之邪气，恢复正气，有效减轻哮喘发作程度。

方案一：白芥子散前后配穴贴敷

取穴：大椎、肺俞（双）、脾俞（双）、肾俞（双）；天突、膻中、气海、关元、足三里（双）。两组穴位交替使用或同时使用。

药物：白芥子、细辛、延胡索、甘遂等为基本方（出自清代张璐《张氏医通》记载的白芥子散）。

操作方法：上药研为细末，加入姜汁混合成膏（糊），将药物压成直径 1.2cm、厚 0.25cm 左右的圆柱形小药饼，用无菌敷料固定在相应的穴位上，防止脱落。根据患者的耐受程度，每次可贴敷 4～6 小时。（注：药物的加工工艺、贴敷介质和规格可因医生经验、地域特色而有所差别，但均以能充分发挥药效、贴敷牢固为原则）

疗程：①慢性持续期：每次间隔 3～4 天，治疗 8～10 次为 1 个疗程。②临床缓解期：在三伏天，每伏各取 1 天（最好在每伏的第 1 天）做穴位贴敷，3 次为 1 个疗程，可连续做 3 个疗程（3 个夏天）。

注意事项：①观察皮肤的过敏反应，出现异常情况要及时处理。②本方案可作为减少激素吸入量及降低支气管哮喘复发频次的一种安全可靠的辅助疗法。

方案二：中药辨证穴位贴敷

取穴：①主穴：肺俞（双）、大椎、膻中、天突。②配穴：慢性持续期可酌加定喘、中府（双）、风门（双）；临床缓解期可酌加膏肓（双）、肾俞（双）、关元、足三里（双）。

药物：调肺益肾方。仙灵脾、补骨脂、黄精、黄芪、怀山药、川芎、法半夏各 10g，白芥子 30g。肾阳虚加用附子、核桃肉各 10g；肾阴虚去补骨脂，加用麦冬，将白芥子改为斑蝥。①慢性持续期：在上方的基础上根据辨证调整，偏热者可酌加清宣肺热之药，如鱼腥草、柴胡、地龙、冰片、葶苈子、桑白皮、黄芩各 10g；偏寒者酌加疏散肺寒之药，如麻黄、细辛、荆芥、北杏仁、五味子、延胡索、甘遂各 10g。②临床缓解期：以补肺益肾方为主。

操作方法：以上各药研末，加入姜汁等介质处理后混合成膏（糊），切成等大（1cm×1cm）的小药饼，用纱布覆盖，胶布固定。根据患者的耐受程度，每次贴敷 4～8 小时。（注：药物的加工工艺、贴敷介质和规格可因医生经验、地域特色而有所差别，但均以能充分发挥药效、贴敷牢固为原则）

疗程：1 周 1 次，4 周为 1 个疗程。

注意事项：参见方案一。

『推荐』

推荐建议：间歇状态，轻、中度持续状态，推荐使用穴位贴敷疗法。局部取穴以前后配穴为主，用药以白芥子散加减。本法在慢性持续期可控制哮喘发作。三伏天贴敷可作预防与调理。[GRADE1D]

解释：本《指南》小组共纳入相关文献6篇[39－44]，经综合分析，形成证据体发现，通过对局部、邻近、远端的穴位进行辨证施药，能有效改善肺功能，提高生存质量评分。现代文献证据体质量等级经GRADE评价后，因其纳入文献设计质量、一致性及精确性低，最终证据体质量为D。但推荐方案切合临床，在专家共识的基础上予以强推荐。

5.1.3 热敏灸法

热敏灸法[47]的特点是探取热敏点，强调灸感，激发热敏灸感和经气传导，并施以个体化的饱和消敏灸量，从而提高止哮、改善肺功能的疗效。

取穴：热敏点（发生热敏化现象的部位）。

操作方法：①患者体位：选择舒适、充分暴露病位的体位。②探查工具：特制艾条（精艾绒）。③探查部位：背部足太阳膀胱经两外侧线以内，肺俞穴和膈俞穴两水平线之间的区域；前胸第1肋间隙、第2肋间隙自内向外至6寸的范围内。④探查方法：用点燃的2根艾条在距离选定部位皮肤表面3cm左右的高度，手行调控施行温和灸，当患者感受到艾灸发生透热、扩热、传热作用，或感到局部不热远处热、表面不热深部热和非热感觉中类热敏灸反应中的一种或一种以上感觉时，即为发生腧穴热敏化现象，该探查点为热敏点。重复上述步骤，直至所有热敏化腧穴被查找出来，详细记录其位置。⑤治疗方法：手持艾条，在探查到的热敏化腧穴中，选取1个热敏化现象最为明显的穴位，以色笔标记并进行悬灸，以腧穴热敏化现象为标准。对已探查出的热敏点逐个悬灸。

疗程：在热敏点上进行悬灸，每次治疗时间以上述区域腧穴热敏现象消失为度（至少30分钟，即便热敏现象不消失也不超过90分钟）。患者初诊开始，每日1次，连续治疗1周，然后隔日1次，共治疗3个月。

注意事项：①因在治疗中需要患者袒露背部，故患者治疗时一定要避风保暖，若出汗多则要让患者稍事休息，待汗收后方开始治疗，以免不慎受邪，诱发哮喘发作。②因治疗过程中产生大量艾烟，应设立专门的灸疗室，以适宜热敏化悬灸疗法的开展。③调定灸态，包括静（环境安静，心神安静）、松（患者肌肉放松）、匀（患者呼吸匀而慢）、守（意守施灸点：一是指患者集中注意力体会施灸点的感觉，二是指医者必须将艾条固定在热敏化腧穴上施灸）。④哮喘患者须按平时哮喘治疗药物用药。

『推荐』

推荐建议：本期可使用热敏灸法，在胸背探查并灸治热敏点。[GRADE2CD]

解释：本《指南》小组共纳入相关文献6篇[45－50]。经综合分析，形成证据体发现，热敏灸能有效降低无效率。证据体质量等级经GRADE评价后，因其纳入文献设计质量、一致性及精确性低，最终证据体质量为C、D。但推荐方案切合临床，在专家共识的基础上予以推荐。

5.1.4 穴位注射

穴位注射[51－52]的特点是针刺和药物并用，以局部取穴为主，选穴少而精，以增强局部血液循环，改善营养代谢。黄芪注射液的主要成分为黄芪多糖和黄芪皂苷，能调整和改善机体的免疫水平，对防止疾病复发有一定的作用。

取穴：肺俞（双）、大椎。可酌情选用定喘（双）、天突、足三里（双）等，将上述穴位交替使用。

药物：黄芪注射液。

操作方法：取黄芪注射液2mL，每个穴位注射1mL，双侧肺俞交替使用。针尖向脊柱方向斜刺1～1.5cm，待患者有胀感后，回抽针筒，待无血后缓慢推注药液。

疗程：每周2次，根据气候、环境等变化以及患者的病情确定疗程，一般2～3个月为1个疗程，可连续治疗2年。

注意事项[53]：①操作过程中应注意无菌操作。②穴位注射处发红、疼痛，24小时后可给予热敷。③本方案要在西药治疗的基础上进行。

『推荐』

推荐建议：本期可使用穴位注射疗法，注射药物为黄芪注射液，取穴以肺俞、大椎为主。[GRADE2D]

解释：本《指南》小组共纳入相关文献8篇[32,53-59]。经综合分析，形成证据体发现，穴位注射疗法能改善肺功能及哮喘控制时间，降低无效率。根据纳入的现代文献偏倚风险、证据体质量等级，经GRADE评价后，因其纳入文献设计质量、一致性及精确性低，最终证据体质量为D。但推荐方案切合临床，在专家共识的基础上予以推荐。

5.1.5 穴位埋线

穴位埋线疗法[60]结合机械、生物学和化学刺激，具有速效和续效两种作用。针具刺激产生的针刺效应和埋线时渗血起到的刺血效应能刺激穴位局部血管床的增加，改善血液循环，起到改善肺功能、缓解哮喘症状、增强免疫功能的作用。

取穴：①主穴：肺俞（双）、脾俞（双）、肾俞（双）、足三里（双）、丰隆（双）。②配穴：肺虚型加中府（双）；肺脾两虚型加章门（双）；肺肾两虚型加京门（双）。

操作方法：①取腹部、腿部穴位时，患者仰卧位；取背部穴位时，患者俯坐位或俯卧位。②穴位皮肤常规消毒，将000号1cm铬制羊肠线装入一次性8号无菌注射针头前端内，腹部穴位在其局部下方向上平刺，背部穴位向脊柱斜刺，腿部穴位直刺，得气后边推针芯边退针管，使羊肠线埋入穴位皮下，线头不得外露。消毒针孔后，外敷无菌敷料，胶布固定24小时。（注：所有针具、羊肠线须符合穴位埋线技术操作规范国家标准GB/T21709.102008）

疗程：根据羊肠线吸收的情况，每1～2周治疗1次，4～8次为1个疗程。

注意事项：①本方案可与其他针灸方法配合使用。②对于恐惧疼痛的患者，可在埋线前以1%利多卡因在穴位处给予浸润麻醉。③个别患者埋线部位如出现硬结，可在局部热敷以使其消散。④本方案治疗脾虚型疗效优于肾虚型。

『推荐』

推荐建议：轻、中度持续状态，可使用穴位埋线疗法，以肺、脾、肾的俞募配穴为主，配合辨证取穴。[GRADE2D]

解释：本《指南》小组共纳入相关文献2篇[60-61]，经综合分析，形成证据体发现，穴位埋线疗法能有效降低无效率，改善肺功能，提高哮喘生命质量问卷评分。根据纳入的文献偏倚风险、证据体质量等级，经GRADE评价后，因其纳入文献设计质量、一致性及精确性低，最终证据体质量为D。但推荐方案切合临床，在专家共识的基础上予以推荐。

5.2 临床缓解期

5.2.1 毫针刺法和穴位贴敷

强推荐参照慢性持续期针灸治疗方案中的毫针刺法（配合电针）和穴位贴敷两种疗法进行治疗。

5.2.2 灸法

灸法可操作性强，温和灸热力徐入体内，作用偏于温补，适用于临床缓解期，可以预防哮喘发作。

取穴：①主穴：肺俞（双）、风门（双）、膏肓俞（双）、膻中、大椎。②配穴：脾虚酌加脾俞（双）、足三里（双）；肾虚酌加肾俞（双）、气海、关元。

操作方法：温和灸。持艾条距皮肤2~3cm处悬灸，以皮肤出现红晕，同时患者感到热力徐徐深入体内而不感到灼痛为度，每次选用3~4个穴位，每穴灸5~10分钟。

疗程：每日或隔日灸1次，5次为1个疗程，可连续灸治4~8个疗程。

注意事项：①对于艾烟过敏或不耐受的患者，应禁用本法。②一般空腹、过饱、极度疲劳和对灸法恐惧者，应慎施灸。③应在通风环境中进行。

『推荐』

推荐建议：可使用或配合使用艾条温和灸法，局部配合辨证取穴为主。[GRADE2D]

解释：本《指南》小组共纳入相关文献9篇[22-23,31,33,62-66]，经综合分析，形成证据体发现，灸法能有效降低无效率。现代文献证据体质量等级经GRADE评价后，因其纳入文献设计质量、一致性及精确性较低，最终证据体质量为D。但推荐方案切合临床，在专家共识的基础上予以推荐。

5.2.3 其他

其他针灸疗法，如穴位激光照射、化脓灸等，因临床应用较少或因有创性，临床应用局限，本《指南》未具体推荐，但可根据临床实际灵活选用。另外，各疗法之间的配合使用，临床文献也多有报道，可根据临床实际配合使用。

参考文献

[1] Bateman E D, Hurd S S, Barnes P J. Global strategy for asthma management and prevention (update 2012): Global Initiative for Asthma (GINA) [OL]. Available from http://www.ginasthma.org.
[2] 郑筱萸. 中药新药临床研究指导原则（2002 年试行版）[M]. 北京：中国医药科技出版社，2002.
[3] 张建华. 支气管哮喘的流行病学及高危因素 [J]. 实用儿科临床杂志，2008，4（23）：241.
[4] 刘春涛. 哮喘管理和预防袖珍指南（2006 年修订版）——根据哮喘管理和预防的全球策略 [J]. 中国呼吸与危重监护杂志，2007，2（6）：148.
[5] 窦秀莉，唐华平，韩伟. 支气管哮喘的病因研究进展 [J]. 实用临床医药杂志，2009，13（3）：22.
[6] Crerritsen J. Follow - up studies of asthmafrom childhood to adulthood [J]. Paediatr Respir Rev, 2002, 3 (3): 184.
[7] Milton B, Whitehead M, Holland P. The social and economicconsequences of childhood asthma across the lifecourse: a systematic review [J]. Child Care Health Dev, 2004, (6): 711.
[8] 中华人民共和国卫生部. 支气管哮喘诊断 [M]. 北京：中国标准出版社，2012.
[9] 国家中医药管理局. 中医病证诊断疗效标准 [M]. 南京：南京大学出版社，1994.
[10] 梁春. 埋线法治疗支气管哮喘急性期的临床疗效和生存质量研究 [D]. 广州中医药大学硕士学位论文，2009.
[11] 张文彭. 宣肺健脾益肾针刺法对不同程度支气管哮喘患者心率变异性与肺功能的影响 [J]. 针刺研究，2007，32（1）：42 - 48.
[12] 张文彭. 针刺对支气管哮喘患者临床症状与肺功能的影响 [J]. 中国针灸，2006，26（11）：763 - 767.
[13] 邵素菊. 邵氏“五针法”治疗肺脾亏虚型哮病 48 例疗效观察 [J]. 河南中医，2005，25（12）：31 - 33.
[14] 邵素菊. 秦小永. 高希言. 邵氏“五针法”治疗肺脾亏虚型哮病：多中心随机对照研究 [J]. 中国针灸，2007，27（11）：793 - 796.
[15] Jun - Yong Choi, Myeong - Soo Lee, Kyung - Won Kang. A randomized pilot study of acupuncture as an adjunct therapy in adult asthmatic patients [J], Journal of asthma, 2010, 47 (7): 774 - 780.
[16] Kuo - An Chu, Yi - Chin Wu, Yao - Min Ting. Acupuncture therapy results in immediate bronchodilating effectin asthma patients [J]. Journal of Chinese medical association, 2007, 70 (7): 265 - 268.
[17] Donald P, Tashkin. Comparison of real and simulated acupuncture and isoproternol in methacholine - induced asthma [J]. Annals of allergy, 1977, 39 (6): 379 - 387.
[18] Dias PLR, Subramaniam S, Lionel NDW. Effects of acupuncture in bronchial asthma [J]. Journal of the Royal Society of Medicine. 1982, 75 (4): 245 - 248.
[19] Stefanie Joo, Claus Schott, Ha Zou. Immunomodulatory effects of acupuncture in the treatment of allergic asthma: A randomized controlled study [J]. The journal of alternative and complementary medicine, 2000, 6 (6): 519 - 525.
[20] 明·朱棣. 普济方 [M] //针灸（卷 14）.
[21] 宋·赵佶. 圣济总录 [M] //针灸门（卷 191）.

［22］承淡安．承淡安针灸师承录［M］．北京：人民军医出版社，2008.
［23］承淡安．中国针灸治疗学［M］．福州：福建科学技术出版社，2006.
［24］程莘农．中医学问题答库·针灸学［M］．太原：山西科学技术出版社，1996.
［25］程莘农．中国针灸学［M］．北京：人民卫生出版社，2000.
［26］贺普仁．针灸三通法临床应用［M］．北京：科学技术文献出版社，2002.
［27］贺普仁．针灸歌赋临床应用［M］．北京：科学技术文献出版社，1992.
［28］陆瘦燕．金针实验录［M］．北京：人民军医出版社，2008.
［29］吴绍德．陆瘦燕针灸论著医案选［M］．北京：人民卫生出版社，2006.
［30］邱茂良．针灸学［M］．上海：上海科学技术出版社，1985.
［31］石学敏．针灸学［M］．北京：中国中医药出版社，2004.
［32］石学敏．石学敏针灸全集［M］．北京：科学出版社，2006.
［33］王宏才．针灸名家医案解读［M］．北京：人民军医出版社，2011.
［34］张俊英．金针王乐亭经验集［M］．北京：人民卫生出版社，2004.
［35］朱琏．新针灸学［M］．南宁：广西科学技术出版社，2008.
［36］胡慧．中医临床家杨甲三［M］．北京：中国中医药出版社，2001.
［37］方晓丽．郑魁山针灸临证经验集［M］．北京：人民卫生出版社，2007.
［38］于漾．化脓灸治疗支气管哮喘发作期30例［J］．中国民间疗法，2003，11（4）：16－17.
［39］余冬冬．中药穴位贴敷治疗支气管哮喘的有效性的临床研究［D］．广州医学院硕士学位论文，2009.
［40］李月梅，庄礼兴，江钢辉．辨证贴药对过敏性哮喘患者IL－5及ECP的影响［J］．中国针灸，2002，22（2）：119－120.
［41］杨剑．辨证贴药对过敏性哮喘患者IL－5及ECP的影响［J］．新疆中医药，2007，25（3）：39－42.
［42］谢苗苗．三伏天穴位敷贴疗法干预成人哮喘的临床观察［D］．湖北中医学院硕士学位论文，2008.
［43］章华．穴位贴敷治疗支气管哮喘60例临床观察［J］．江苏中医药，2008，40（11）：80.
［44］张奇文．中国灸法大全［M］．天津：天津科学技术出版社，1993.
［45］左土佩．慢性持续期哮喘患者热敏灸疗法的临床观察［D］．广州中医药大学硕士学位论文，2010.
［46］杨坤．腧穴热敏化艾灸治疗慢性持续期支气管哮喘的临床研究［D］．湖北中医药大学硕士学位论文，2010.
［47］吴元建．腧穴热敏化艾灸治疗支气管哮喘的临床研究［D］．南京中医药大学硕士学位论文，2010.
［48］廖源．腧穴热敏化悬灸治疗哮喘慢性持续期的临床疗效观察［D］．广州中医药大学硕士学位论文，2010.
［49］梁超，杨坤．腧穴热敏灸对慢性持续期哮喘肺功能近远期影响［J］．中国康复，2010，25（4）：275－276.
［50］梁超，杨坤．腧穴热敏灸与西药治疗慢性持续期支气管哮喘疗效对照观察［J］．中国针灸，2010，30（11）：886－889.
［51］莫珊．足三里穴位注射治疗儿童哮喘的疗效观察［J］．中医药学刊，2005，23（3）：537－550.
［52］余启梅．哮喘缓解期联用乌体林斯和黄芪注射液等穴位注射控制哮喘发作的临床观察［J］．安徽医学，2003，24（2）：30－31

[53] 王北松. 穴位注射治疗夜间哮喘56例临床观察［J］. 针灸临床杂志，1995，11（3）：23－24.
[54] 刘秋杨. 背部穴位封闭治疗重度哮喘发作疗效观察［J］. 吉林医学，2008，29（23）：2216－2217.
[55] 孙根辉. 穴位注射氨茶碱、地塞米松辅助治疗支气管哮喘临床分析［J］. 中华现代中西医杂志，2005，3（13）：1214－1215.
[56] 张力琴. 定喘穴位注射治疗支气管哮喘急性发作60例［J］. 河北中医，2003，25（8）：640－640.
[57] 秦建领. 小剂量654－2穴位注射治疗支气管哮喘急性发作31例［J］. 陕西中医，2004，25（4）：349－350.
[58] 张继波，陈常芳. 穴位注射治疗支气管哮喘62例疗效观察［J］. 中华医学写作杂志，2002，9（6）：465－466.
[59] 梁爱武，黄美杏. 缓解期穴位注药防治成人支气管哮喘的临床研究［J］. 北京中医药大学学报，2004，11（1）：1－3.
[60] 徐华光. 穴位埋线治疗支气管哮喘随机对照观察［J］. 中国医药导报，2007，4（15）：46－47.
[61] 赵维杰. 穴位埋线治疗支气管哮喘临床研究［J］. 辽宁中医药大学学报，2010，12（8）：171－172.
[62] 赵吉平，崔红生. 温和灸治疗支气管哮喘缓解期36例疗效观察［J］. 中国民间疗法，2002，10（4）：21－21.
[63] 张静，章涵，赵玉霞. 三伏艾灸预防支气管哮喘发作63例临床研究［J］. 针灸推拿，2009，41（3）：53.
[64] 方向明，周维鸿. 艾灸对支气管哮喘者RCD及IgG、IgE的影响［J］. 辽宁中医杂志，1999，26（1）：31－31.
[65] 田从豁. 针灸医学验集［M］. 北京：科学技术文献出版社，2000.
[66] 田从豁. 古代针灸医案释按［M］. 上海：上海中医药大学出版社，1997.

附　　录

1　本《指南》专家组成员和编写组成员

专家组成员

姓名	性别	职称	工作单位	课题中的分工
徐凯峰	男	主任医师	协和医院呼吸科	指南西医部分内容的审定
田从豁	男	主任医师	中国中医科学院广安门医院	审核临床问题、确定推荐方案
刘志顺	男	主任医师	中国中医科学院广安门医院	审核临床问题、确定推荐方案
赵宏	女	主任医师	中国中医科学院广安门医院	审核临床问题、确定推荐方案
赵吉平	女	主任医师	北京中医药大学东直门医院	审核临床问题、确定推荐方案
冯萃灵	女	副主任医师	北京中医药大学东直门医院	审核临床问题、确定推荐方案
邵素菊	女	教授	河南中医学院	审核临床问题、确定推荐方案
杨永清	男	研究员	上海中医药大学针灸经络研究所	审核临床问题、确定推荐方案
陈日新	男	主任医师	江西省中医院	审核临床问题、确定推荐方案
房繄恭	男	主任医师	中医科学院针灸研究所	审核临床问题、确定推荐方案
张文彭	男	研究员	中国中医科学院	审核临床问题、确定推荐方案
吴泰相	男	教授	四川大学中国循证医学中心	指南方法指导
范为宇	女	研究员	中国中医科学院信息研究所	文献检索、质量评价方法指导
詹思延	女	教授	北京大学公共卫生学院流行病学与卫生统计学系	指南方法指导
赵京生	男	教授、研究员	中国中医科学院针灸研究所	确定推荐方案
王京京	女	副主任医师	中国中医科学院针灸研究所	审核临床问题、确定推荐方案
王巧妹	女	主任医师	中国中医科学院针灸研究所	审核临床问题、确定推荐方案
彭增福	男	副教授	香港浸会大学中医药学院临床部	提供经验支持和指导

编写组成员

	姓名	性别	学历	职称	工作单位	课题中的分工
组长	吴中朝	男	博士	主任医师	中国中医科学院针灸研究所	总负责人，管理、组织指南的编写以及分配任务
起草组	焦玥	女	硕士	主治医师	中国中医科学院针灸研究所	管理组织指南的撰写及分配任务，收集临床关注问题，评价英文文献，起草、修改指南等
	周文娜	女	硕士	－	中国中医科学院针灸研究所	文献评估、数据提取、专家意见咨询
	周劲草	女	硕士	住院医师	中国中医科学院针灸研究所	文献检索、数据提取、文献评价
	司晓华	女	硕士	住院医师	安徽省中医院	检索、评价英文文献
	王丽娜	女	硕士	住院医师	宝鸡中医院	文献检索
	赵晓光	女	硕士	住院医师	安定门中医院	文献检索
	陈仲杰	女	博士	主治医师	中国中医科学院针灸研究所	修改指南
	李荣俊	男	硕士	住院医师	中国中医科学院针灸研究所	修改指南

2　临床问题

临床问题的核心是指针灸疗法相对于其他疗法的优势特点。在此基础上进一步明确为目标人群、针灸干预措施、针灸方法产生的疗效等。临床问题由起草组整理提出，由专家组提炼确定。

2.1　临床问题的初筛

在明确本《指南》的适用目标疾病为支气管哮喘的基础上，编写组围绕针灸疗法相对于其他疗法的优势特点这一核心内容，分别在目标人群、针灸治疗方法、针灸方法产生的疗效、针灸疗法与其他疗法的比较四个方面确定临床问题的范围，并通过医生和患者的临床问题征集问卷提炼整理出临床问题。

2.2　临床问题的确定

由《指南》专家组对初步的临床问题进行讨论，挖掘提炼针灸疗法相对于其他疗法的优势特点，最终确立临床问题26个。

2.3　问题中涵盖的四要素

P：Patient　　病人

I：Intervention　　干预

C：Comparison　　比较

O：Outcomes　　评价

2.4　临床关键问题

根据PICO原则，筛选并面向全国征集针灸治疗支气管哮喘病的临床关键问题，共回收医生问卷108份，患者问卷26份，产生包括支气管哮喘病本身以及针灸治疗支气管哮喘的临床问题共26个。

哮喘的定义是什么？

哮喘的病因病机是什么？

哮喘的临床表现及伴随症状有哪些？

哮喘的诊断要点有哪些？

哮喘的危险因素、潜在的诱发因素有哪些？

针灸干预哮喘的适宜人群（年龄、性别等）包括什么？

针灸治疗哮喘病的原则是什么？针灸对于预防哮喘有多大功效？能否有效控制或延缓哮喘发作？针灸对哮喘患者的早期确诊及避免误诊是否有帮助？

针灸干预对于不同分期的哮喘病各有什么不同影响？

针灸干预对于不同分型的哮喘病各有什么不同影响？

针灸干预对于不同分级（严重程度、控制水平、发作时分级）的哮喘病有什么不同影响？

针灸干预对于不同病程的哮喘病有什么不同影响？

针灸干预对于不同证型的哮喘病有什么不同影响？

针灸干预哮喘的适应证有哪些？

针灸干预哮喘最有效的取穴有哪些？

针灸治疗哮喘的具体和最佳治疗及操作方法、刺激量是什么？

哮喘具有哪些症状时需要配和其他疗法？如何进行方法选择？哮喘病如有并发症如何预防和处理？针灸是否仍然适用？

针灸治疗哮喘的最佳疗程是多少？

针灸治疗哮喘的疗程间隔时间（或频次）是多少？

针灸治疗哮喘的最佳疗效及评价指标是什么？

针灸治疗哮喘的禁忌证有哪些？

哮喘患者对于针灸的耐受度有多大？哮喘患者在接受针灸治疗时如何进行自我护理？

针灸治疗哮喘的预后如何？

针灸干预哮喘的安全性如何？不良反应有哪些？

针灸治疗哮喘的各种注意事项有哪些？

针灸治疗哮喘的卫生经济学评价是否优于其他疗法？

支持以上结论的证据级别及推荐等级是什么？

3　疗效评价指标的分级

目前尚无一项公认的哮喘控制临床评价指标。哮喘控制的临床评价指标主要有：症状、用药、活动受限、哮喘加重和肺功能指标。哮喘专家们一致认为，单用一项临床指标评价哮喘控制程度可能会过高估计哮喘控制，缺乏全面性，应该用复合临床指标来判断哮喘控制。其中，肺功能测定可为确诊和评估支气管哮喘控制程度提供客观依据。一些经过临床验证的哮喘控制评估工具（如 ACT 和 ACQ）可用于评估哮喘控制水平，作为肺功能的补充，既适用于医生，也适用于患者自我评估哮喘控制。哮喘控制评估工具包括：哮喘控制测试（ACT）、哮喘控制问卷（ACQ）、哮喘治疗评估问卷（ATAQ）。儿童哮喘评估工具，除肺功能（PEF 及其变异率、FEV1 等）外，GINA 全球哮喘防治创议（2006 年）推荐使用 C－ACT、ATAQ、ACQ。

哮喘是一种气道炎症性疾病。目前研究发现有多种炎症细胞、免疫细胞、组织细胞、超过 100 多种介质参与哮喘的病理生理过程。因此，这些指标常作为协助诊断、评估疗效的指标。上述指标中，临床上较常进行的是前两项检测，特别是特异性 IgE、EOS、ECP，作为变应性疾病的诊断有重要意义。但外周血指标较难真实、适时地反应气道炎症。其他炎性细胞和炎性介质的检验绝大多数用于科研，在临床普及应用较少。临床应用较多的无创气道炎症指标主要有痰液 EOS 和呼出 NO，但特异性较差。

另外，由于哮喘是一种发作性慢性疾病，生存质量的评定着眼于一段时间，而不是一个时间点，因此能够更好地评价疾病的状况；哮喘即使得到有效治疗，也会带来不少疾病相关问题，生存质量的评定能够全面评估哮喘对患者的影响。

疗效评价指标	综合评级
无效率（西医）	9
无效率（中药新药）	9
ACT 评分	9
ACQ 评分	9
ATAQ 评分	9
AQLQ 评分	9
肺功能	8
哮喘症状评分	7
发作持续时间	7
血清总 IgE、血清特异性 IgE 等免疫球蛋白	6
血清、痰液嗜酸性粒细胞（EOS），血清、痰液中的嗜酸性粒细胞阳离子蛋白（ECP）	6
白细胞介素 IL-4、IL-5、干扰素 IFN-r 等淋巴因子	6
淋巴细胞 CD_4、CD_8、CD_4/CD_8 等	6
药物用量变化	5
复发率	4
发作频率	4
呼出 NO	4
SF-36、WHOQOL-100 等生存质量评分	4
有效率（中医病证）	3
有效率（教科书/自拟）	1
尿白三烯 E4（LTE4）	1

4 检索范围、检索策略及结果

4.1 检索范围

4.1.1 中文文献

在中国生物医学文献数据库（CBM）、CNKI（1949~2010 年 5 月）中对中文现代文献进行检索。同时，还包括在 CNKI 检索未发表的文献（包括 CNKI 中国博士学位论文全文数据库、中国优秀硕士学位论文全文数据库、中国重要会议论文全文数据库）。

4.1.2 古代文献

根据《书目考》（总课题组提供），并参考《中华医典》（湖南电子音像出版社出版）光盘涉及的 1000 部中医针灸著作进行检索。

4.1.3 名老中医著述

于中国中医科学院图书馆及电子图书馆查阅近现代名老针灸医师著述。

4.1.4 英文文献

EBM Reviews, Medline, OVID full text, and PubMed and National Complementary and Alternative Medication databases（1997～2002）.

4.2 检索策略

根据支气管哮喘的特点和文献特点，由编写组确定指南文献检索的纳入标准和排除标准。由编写组根据临床问题分别确定现代文献、古代文献和名医经验检索策略。

检索策略由流行病学专家和临床专家审核通过。

（1）现代文献检索策略和方法

由编写组在文献专家的指导下，确定现代文献检索词、检索式和检索范围。检索文献范围包括中文文献、英文文献。编写组根据确定的文献检索策略，采用电子检索和手工检索结合的形式进行检索。

（2）古代文献检索策略和方法

由编写组根据疾病特点确定古代文献检索词、古代文献检索数据库、书目及相关版本。

（3）名医经验检索策略和方法

由编写组根据支气管哮喘特点确定名医经验检索词和检索书目。由两名起草组人员采用手工检索的方法对每个书目进行检索，查找符合纳入标准的条目。

检索词如下：

4.2.1 现代文献

以"哮喘"为主题词进行检索，在检索结果中以"针/刺/灸/穴/耳压/耳豆/敷贴/贴敷/放血/埋线/刮痧/拔罐/火罐/割治/激光/红外线/电磁/超短波"为或然检索词进行再检索。

4.2.2 古代文献及现代名老中医专著

哮、哮吼、哮证、哮喘、哮拔、喘、喘证、喘呼、喘鸣、喘疾、喘息、喘促、喘胀、喘逆、喘喝、喘满、呷嗽、响嗽、上气、上气鸣息（根据《中医大辞典》《中国医学大辞典》确定）。

4.2.3 英文文献

"Asthma" and "Complementary Medicine" or "Complementary Therapy" or "Alternative Medicine" or "Alternative Therapy".

4.3 检索结果

4.3.1 现代文献

最终检索到文献3379篇（包括中文已发表文献2933篇，中文未发表文献446篇）。剔除未找到原文的文献、综述、实验研究、非专题研究以及重复发表的文献共计2634篇，纳入评价文献共745篇。具体数量汇总见下表：

支气管哮喘中文现代文献数量汇总（篇）

中文现代文献	已发表	未发表	合计
进行质量评价	640	105	745
剔除	2293	341	2634
总计	2933	446	3379

4.3.2 英文文献

最终检索文献197篇，剔除非英文、综述、实验研究、重复文献191篇，纳入评价文献共6篇。

4.3.3 近现代医籍

纳入文献共52部。

作者	著作名	出处
承淡安	《承淡安针灸师承录》	哮喘门（112 页）
承淡安	《中国针灸学讲义》	哮喘门（291 页）
项平	《承淡安针灸经验集》	哮喘（150 页）
承为奋	《承淡安针灸选集》	哮喘门（69 页）
承淡安	《中国针灸学》	支气管喘息（322～323 页）
俞中元	《中医临床家承淡安》	哮喘门、冷哮、热哮（62，208，219 页）
程莘农	《中医学问答题库·针灸学》	哮喘（93～94 页）
程莘农	《中国针灸学》	哮喘（29～30，486～489 页）
贺普仁	《针灸三通法操作图解》	哮喘（29～30，210～212 页）
贺普仁	《针灸三通法临床应用》	哮喘（158～162 页）
贺普仁	《毫针疗法图解》	哮喘（20～21 页）
贺普仁	《针灸歌赋临床应用》	哮喘（20～26 页）
贺普仁	《灸具灸法》	哮喘（123～127 页）
贺普仁	《针具针法》	哮喘（248～249 页）
焦顺发	《古代针灸配穴验方集》	哮喘（13～14 页）
焦顺发	《头针》	支气管哮喘（137～139 页）
焦顺发	《针刺治病》	支气管、肺病证（275～276 页）
陆瘦燕	《金针实验录》	哮喘（59 页）
吴绍德	《陆瘦燕针灸论著医案选》	哮喘（216～226 页）
陆焱垚	《针灸名家陆瘦燕学术经验集》	哮喘（10～11 页）
刘冠军	《急症针灸备要》	喘证（107～113 页）
邱茂良	《针灸学》	哮喘（232～233 页）
何崇	《中医临床家邱茂良》	哮喘（58～61 页）
石学敏	《针灸学》	哮证、喘证（283～295 页）
石学敏	《石学敏针灸全集》	支气管哮喘（772～774 页）
石学敏	《针灸推拿学》	哮喘（229～230 页）
石学敏	《中国针灸奇术》	哮喘（229～231 页）
石学敏	《常见病实用针灸配方》	哮喘（47～50 页）
石学敏	《中医针灸临床手册》	支气管哮喘（215～217 页）
石学敏	《石学敏针灸临证集验》	支气管哮喘（96～98 页）
石学敏	《针灸治疗学》	哮喘（99～110 页）
田从豁	《针灸医学验集》	支气管哮喘（91～111 页）
田从豁	《中国灸法集粹》	支气管哮喘（120～130 页）
田从豁	《田从豁临床经验》	支气管哮喘（16～27 页，296～310 页）
田从豁	《古代针灸医案释按》	哮喘（12～13 页）

续表

作者	著作名	出处
王雪苔	《中国针灸大全》	支气管哮喘（219～223页）
王雪苔	《中国当代针灸名家医案》	哮喘（30，87，208，478，492，516，675～676，717～718页）
张俊英	《金针王乐亭经验集》	喘证（6～7页）
邵水金	《魏稼针灸经验集》	哮喘（142～147页）
杨甲三	《针灸学》	哮喘（644～646页）
胡慧	《中医临床家杨甲三》	哮喘（79～86页）
郑魁山	《郑氏针灸全集》	支气管哮喘（400～401，631～632页）
方晓丽	《郑魁山针灸临证经验集》	哮喘（22页）
郑魁山	《针灸集锦》	支气管哮喘（336～337页）
郝晋东	《中医临床家郑魁山》	支气管哮喘（12～14，80～181页）
赵寿毛	《针灸名医经典医案》	哮喘（15～16，21，41页）
赵辑庵	《针灸名家医案精选》	吼喘气促（309页）
朱琏	《新针灸学》	支气管喘息（247～248页）
高忻洙	《古今针灸医案医话荟萃》	哮喘（88～89页）
王宏才	《针灸名家医案解读》	哮喘（6～9页）
赵建新	《针灸名家医案精选》	哮病（8～23页）
张奇文	《中国灸法大全》	哮喘（388～393页）

4.3.4 古代医籍

根据《书目考》，共检索到25部古代医籍中与哮喘的针灸治疗相关的条目245条，符合哮喘的特点。

序号	专著
1	《千金要方》
2	《千金翼方·针灸》
3	《外台秘要方·明堂》
4	《医心方·针灸》
5	《针灸甲乙经》
6	《铜人腧穴针灸图经》
7	《圣济总录·针灸门》
8	《太平圣惠方·针灸》
9	《针经摘英集》
10	《西方子明堂灸经》
11	《灸法秘传》

续表

序号	专著
12	《针灸资生经》
13	《奇经八脉考》
14	《扁鹊神应针灸玉龙经》
15	《神应经》
16	《奇效良方·针法门》
17	《医学入门》
18	《针灸大全》
19	《普济方·针灸门》
20	《子午流注针经》
21	《针灸大成》
22	《类经图翼》
23	《医宗金鉴·刺灸心法要诀》
24	《针灸逢源》
25	《针灸易学》

5 文献质量评估结论

5.1 证据概要表(evidence profile,EP)

5.1.1 毫针刺法(配合电针)

5.1.1.1 宣肺健脾益肾针法

Author(s):张文彭 Question:Should 宣肺健脾益肾针法 be used for 支气管哮喘?

Quality assessment							No of patients		Effect		Quality	Importance
No of studies	Design	Risk of bias	Inconsistency	Indirectness	Imprecision	Other considerations	宣肺健脾益肾针法	Control	Relative (95% CI)	Absolute		
FEV1(%PRED)(follow - up 12 days; Better indicated by higher values)												
2	randomised trials	serious[1]	no serious inconsistency	no serious indirectness	no serious imprecision	reporting bias[2]	99	76	-	MD 16.43 higher (10.77 to 22.09 higher)	⊕⊕○○ LOW	CRITICAL
FEV1/FVC(%PRED)(follow - up 12 days; Better indicated by lower values)												
2	randomised trials	serious[1]	no serious inconsistency	no serious indirectness	very serious[3]	reporting bias[2]	99	76	-	MD 2.81 higher (0.4 lower to 6.02 higher)	⊕○○○ VERY LOW	CRITICAL
心率变异性(HRV)(follow - up 12 days; Better indicated by higher values)												
2	randomised trials	serious[1]	no serious inconsistency	serious[4]	very serious[3]	reporting bias[5]	40	31	-	MD 1.3 higher (0.85 lower to 3.46 higher)	⊕○○○ VERY LOW	NOT IMPORTANT
临床哮喘症状积分(Hogg 等方法)(follow - up 3 weeks; Better indicated by lower values)												
1	randomised trials	serious[1]	serious	no serious indirectness	no serious imprecision	reporting bias[5]	43	34	-	MD 1.54 lower (2.07 to 1.02 lower)	⊕○○○ VERY LOW	CRITICAL
哮鸣音评分(中药新药)(follow - up 12 days; Better indicated by lower values)												
1	randomised trials	serious[1]	no serious inconsistency	no serious indirectness	no serious imprecision	reporting bias[5]	59	45	-	MD 1.37 lower (1.66 to 1.08 lower)	⊕⊕○○ LOW	CRITICAL
药物用量减少 1/3 ~ 1/4(follow - up 12 days)												
1	randomised trials	serious[1]	no serious inconsistency	no serious indirectness	very serious[3]	reporting bias[5]	- -	- 0%	-	- -	⊕○○○ VERY LOW	IMPORTANT

1 随机由本人完成,报告数据只进行了 PP 分析,无选择性报告偏倚,无利益相关偏倚。
2 只有两篇文献。
3 可信区间大于 2 倍效应量。
4 与结局指标非直接相关,而是考察了交感神经对肺功能的影响,侧重机制研究。
5 只有一篇文献。

5.1.1.2 局部五针法

Author(s)：邵素菊 Question：Should 邵氏五针 VS 常规针刺 be used for 支气管哮喘？

Quality assessment						No of patients		Effect		Quality	Importance
No of studies	Design	Risk of bias	Inconsistency	Indirectness	Imprecision	Other considerations	邵氏五针	常规针刺	Relative (95% CI)	Absolute		
1 秒钟用力呼气容积 FEV1 (follow – up 4 weeks; assessed with: lung function test)											
2	randomised trials	serious[1]	no. serious inconsistency	no serious indirectness	very serious[2]	reporting bias[3]	31/59 (52.5%)	45/45 (100%)	OR 0.04 (0.01 to 0.20)	–	⊕○○○ VERY LOW	CRITICAL
							–	100%		–		
最大呼气流量 PEF (follow – up 4 weeks; measured with: lung function test; Better indicated by higher values)											
2	randomised trials	serious[1]	no serious inconsistency	no serious indirectness	no serious imprecision	reporting bias[3]	94	92	–	MD 3.63 higher (0.92 to 6.34 higher)	⊕⊕○○ LOW	CRITICAL
症状评分(中药新药临床研究指导原则) (follow – up 4 weeks; measured with: symptoms and syndrome scores; Better indicated by lower values)											
2	randomised trials	serious[1]	no serious inconsistency	no serious indirectness	no serious imprecision[4]	reporting bias[3]	94	92	–	MD 2.44 lower (3.7 to 1.18 lower)	⊕⊕○○ LOW	IMPORTANT
无效率 (follow – up 4 weeks; assessed with: TCM score scale)											
2	randomised trials	serious[1]	no serious inconsistency	no serious indirectness	serious[5]	reporting bias[6]	9/142 (6.3%)	23/140 (16.4%)	OR 0.34 (0.15 to 0.77)	102 fewer per 1000 (from 33 fewer to 136 fewer)	⊕○○○ VERY LOW	CRITICAL
							–	14.13%		88 fewer per 1000 (from 29 fewer to 117 fewer)		
							–	20.83%		126 fewer per 1000 (from 40 fewer to 170 fewer)		

1 随机隐藏一篇可，一篇未做到；盲法未做到；不完整数据，未作意向性分析；有选择性报告风险；一篇有利益相关偏倚风险。

2 可信区间大于 2 倍效应量。

3 仅有一篇文献。

4 效应量与可信区间差值小于 10%。

5 可信区间与效应量差值大于 10%，但未大于 50%。

6 仅有两篇文献。

5.1.1.3 电针肺俞穴法

Question：Should 电针 VS 西药舒弗美（长效氨茶碱制剂）be used for 支气管哮喘？

Quality assessment							No of patients		Effect		Quality	Importance
No of studies	Design	Risk of bias	Inconsistency	Indirectness	Imprecision	Other considerations	电针	西药舒弗美（长效氨茶碱制剂）	Relative (95% CI)	Absolute		
第一秒用力呼气容积占预计值百分比（follow – up 2 weeks；Better indicated by higher values）												
1	randomised trials	serious[1]	no serious inconsistency	no serious indirectness	very serious[2]	reporting bias[3]	30	30	–	MD 5.51 higher (0.2 to 10.82 higher)	⊕○○○ VERY LOW	CRITICAL
第一秒用力呼气容量占肺活量百分比（follow – up mean 2 weeks；Better indicated by higher values）												
1	randomised trials	serious[1]	no serious inconsistency	no serious indirectness	very serious[2]	reporting bias[3]	30	30	–	MD 2.03 higher (3.4 lower to 7.46 higher)	⊕○○○ VERY LOW	CRITICAL
呼气峰值流速占预计值百分比（follow – up 2 weeks；Better indicated by higher values）												
1	randomised trials	serious[1]	no serious inconsistency	no serious indirectness	very serious[2]	reporting bias[3]	30	30	–	MD 3.18 higher (5.93 lower to 12.29 higher)	⊕○○○ VERY LOW	CRITICAL
哮喘症状评分（follow – up 2 weeks；measured with：(2002 中药新药)；Better indicated by lower values）												
1	randomised trials	serious[1]	no serious inconsistency	no serious indirectness	very serious[2]	reporting bias[3]	30	30	–	MD 0.03 lower (0.9 lower to 0.84 higher)	⊕○○○ VERY LOW	IMPORTANT
无效率（follow – up 2 weeks；assessed with：中药新药 2002、哮喘病学）												
2	randomised trials	serious[1]	no serious inconsistency	no serious indirectness	very serious[2]	reporting bias[4]	4/60 (6.7%)	12/58 (20.7%)	OR 0.25 (0.07 to 0.86)	146 fewer per 1000 (from 24 fewer to 189 fewer)	⊕○○○ VERY LOW	CRITICAL
							–	10%		73 fewer per 1000 (from 13 fewer to 92 fewer)		
							–	30.14%		204 fewer per 1000 (from 31 fewer to 272 fewer)		

1 采用随机数字表，但随机隐藏由课题组内成员完成；有报告数据脱失，但未进行 ITT 分析；随访有数据分析。
2 可信区间与合并效应量的差值大于 50%。
3 只有一篇文献。
4 只有两篇文献。

5. 1. 1. 4 常规针刺法

Question：针刺 VS 伪针刺 for 支气管哮喘？

Quality assessment							No of patients		Effect		Quality	Importance
No of studies	Design	Risk of bias	Inconsistency	Indirectness	Imprecision	Other considerations	针刺 vs 伪针刺	Control	Relative (95% CI)	Absolute		
FEV1 (Better indicated by lower values)												
2	randomised trials	no serious risk of bias	no serious inconsistency	no serious indirectness	very serious[1]	reporting bias[2]	23	23	-	MD 0. 26 higher(0. 05 lower to 0. 57 higher)	⊕○○○ VERY LOW	CRITICAL
IgE (Better indicated by lower values)												
1	randomised trials	no serious risk of bias	no serious inconsistency	no serious indirectness	very serious[1]	reporting bias[3]	15	15	-	MD 31. 59 higher(194. 77 lower to 257. 95 higher)	⊕○○○ VERY LOW	IMPORTANT
QLQAKA (Better indicated by lower values)												
1	randomised trials	no serious risk of bias	no serious inconsistency	no serious indirectness	very serious[1]	reporting bias[3]	15	15	-	MD 3. 07 higher (0. 98 lower to 7. 12 higher)	⊕○○○ VERY LOW	CRITICAL
TDI (Better indicated by lower values)												
1	randomised trials	no serious risk of bias	no serious inconsistency	no serious indirectness	very serious[1]	reporting bias[3]	15	14	-	MD 0. 52 higher (0. 36 lower to 1. 4 higher)	⊕○○○ VERY LOW	NOT IMPORTANT

1 效应量与可信区间比例小于50%。

2 只有两篇文章。

3 只有一篇文献。

5.1.2 穴位贴敷

5.1.2.1 白芥子散前后配穴敷贴

Question：Should 穴位敷贴组 VS 安慰剂敷贴组 be used for 支气管哮喘?

Quality assessment							No of patients		Effect		Quality	Importance
No of studies	Design	Risk of bias	Inconsistency	Indirectness	Imprecision	Other considerations	穴位敷贴组	安慰剂敷贴组	Relative (95% CI)	Absolute		
FEV1%（一个月）（follow - up mean 1 months；measured with：lung function test；Better indicated by higher values）												
3	randomised trials	no serious risk of bias[1]	serious[2]	no serious indirectness	serious[3]	reporting bias[4]	158	100	-	MD 7.61 higher (3.97 to 11.26 higher)	⊕○○○ VERY LOW	CRITICAL
FEV1/FVC（一个月）（follow - up mean 1；measured with：lung function test；Better indicated by lower values）												
3	randomised trials	no serious risk of bias[1]	serious[2]	no serious indirectness	serious[5]	reporting bias[6]	178	100	-	MD 3.87 higher (00.22 to 7.53 higher)	⊕○○○ VERY LOW	CRITICAL
5 - AQLQ（一个月）（follow - up mean 1 months；measured with：5 - AQLQ scale；Better indicated by higher values）												
3	randomised trials	no serious risk of bias[1]	no serious inconsistency	no serious indirectness	no serious imprecision	reporting bias[6]	158	80	-	MD 5.36 higher (3.60 to 7.13 higher)	⊕⊕⊕○ MODERATE	CRITICAL
日间症状评分（一个月）（follow - up mean 1 months；measured with：自拟记录表；Better indicated by lower values）												
1	randomised trials	no serious risk of bias[1]	no serious inconsistency[7]	no serious indirectness	very serious[8]	reporting bias[7]	125	63	-	MD 0.27 lower (0.57 lower to 0.03 higher)	⊕○○○ VERY LOW	CRITICAL
夜间症状评分（一个月）（follow - up mean 1 months；measured with：自拟记录表；Better indicated by lower values）												
1	randomised trials	no serious risk of bias[1]	no serious inconsistency	no serious indirectness	very serious[3]	reporting bias[7]	125	63	-	MD 0.09 lower (0.33 lower to 0.15 higher)	⊕○○○ VERY LOW	CRITICAL
EOS 计数（一个月）（follow - up mean 1 months；measured with：experimental test；Better indicated by lower values）												
3	randomised trials	no serious risk of bias	serious[9]	no serious indirectness	no serious imprecision	reporting bias[6]	97	59	-	MD 0.11 lower (0.18 to 0.05 lower)	⊕⊕○○ LOW	IMPORTANT

续表

Quality assessment							No of patients		Effect		Quality	Importance
No of studies	Design	Risk of bias	Inconsistency	Indirectness	Imprecision	Other considerations	穴位敷贴组	安慰剂敷贴组	Relative (95% CI)	Absolute		
IL－4(一个月)(follow－up mean 1 months; measured with: experimental test; Better indicated by lower values)												
2	randomised trials	no serious risk of bias[1]	very serious[2]	no serious indirectness	serious[8]	reporting bias[4]	64	42	–	MD 0.19 lower (0.46 lower to 0.08 higher)	⊕○○○ VERY LOW	IMPORTANT
IFN－r(一个月)(follow－up mean 1 months; measured with: experimetal test; Better indicated by higher values)												
2	randomised trials	no serious risk of bias[1]	very serious[2]	no serious indirectness	very serious[8]	reporting bias[4]	64	42	–	MD 0.1 higher (0.03 lower to 0.24 higher)	⊕○○○ VERY LOW	IMPORTANT

1 随机隐藏规范;采用双盲法;报道脱落提出病例但未做 ITT 分析;利益相关偏倚不明显;选择性报告偏倚风险不明显。

2 结论不一,异质性大,I^2 大于 50%。

3 可信区间大于 5 倍合并效应量。

4 只有两篇文献。

5 可信区间小于 2 倍合并效应量。

6 只有三篇文献。

7 只有一篇文献。

8 可信区间大于 2 倍合并效应量。

9 结论不一致。

5.1.2.2 中药辨证穴位贴敷

Question：Should 辨证分型穴位敷贴 VS 其他疗法（普通穴位敷贴、皮下注射脱敏法）be used for 支气管哮喘？

Quality assessment							No of patients		Effect		Quality	Importance
No of studies	Design	Risk of bias	Inconsistency	Indirectness	Imprecision	Other considerations	辨证分型穴位敷贴	其他疗法（普通穴位敷贴、皮下注射脱敏法）	Relative (95% CI)	Absolute		
无效率（一个月）（1993 年西医标准）（follow－up 1 months）普通穴位贴敷												
1	randomised trials	serious[1]	no serious inconsistency	no serious indirectness	serious[2]	reporting bias[3]	15/88 (17%)	42/121 (34.7%)	OR 0.39 (0.2 to 0.76)	175 fewer per 1000 (from 59 fewer to 251 fewer)	⊕○○○ VERY LOW	CRITICAL
							–	34.7%		175 fewer per 1000 (from 59 fewer to 251 fewer)		
无效率（疗后六个月）普通穴位贴敷												
1	randomised trials	serious[1]	no serious inconsistency	no serious indirectness	serious[2]	reporting bias[3]	29/74 (39.2%)	37/95 (38.9%)	OR 1.01 (0.54 to 1.88)	2 more per 1000 (from 133 fewer to 156 more)	⊕○○○ VERY LOW	CRITICAL
							–	39%		2 more per 1000 (from 133 fewer to 156 more)		
ECP (Better indicated by lower values) 皮下脱敏穴注												
1	randomised trials	serious[1]	no serious inconsistency	no serious indirectness	very serious[4]	reporting bias[3]	125	84	–	MD 2.32 lower (5.22 lower to 0.58 higher)	⊕○○○ VERY LOW	IMPORTANT
IL－5 (Better indicated by lower values) 皮下脱敏穴注												
1	randomised trials	serious[2]	no serious inconsistency[1]	no serious indirectness	no serious imprecision[5]	reporting bias[2]	125	84	–	MD 22.45 lower (35.08 to 9.82 lower)	⊕⊕○○ LOW	IMPORTANT

1 随机隐藏较规范；未采用盲法；数据报告较完整，但只进行了 PP 分析；可能有选择性报告风险；利益相关风险不明显。

2 可信区间大于合并效应，两者差值在 20% 以内。

3 只有一篇文献。

4 可信区间大于 2 倍效应量。

5 可信区间与效应量差值小于 10%。

5.1.3 热敏灸法

Question：Should 热敏灸 VS 舒利迭 be used for 支气管哮喘？

Quality assessment						No of patients		Effect		Quality	Importance
No of studies	Design	Risk of bias	Inconsistency	Indirectness	Imprecision	Other considerations	热敏灸	舒利迭	Relative (95% CI)	Absolute		
FEV1（三个月）（follow – up 6 months；measured with：lung function test；Better indicated by higher values）											
5	randomised trials	serious[1]	no serious inconsistency	no serious indirectness	serious[2]	reporting bias[3]	83	84	–	SMD 0.01 lower（0.31 lower to 0.30 higher）	⊕○○○ VERY LOW	CRITICAL
FEV1（六个月）（follow – up mean 6 months；measured with：lung function test；Better indicated by higher values）											
1	randomised trials	serious[1]	no serious inconsistency	no serious indirectness	very serious[2]	reporting bias[3]	15	15	–	MD 0.73 higher（0.73 lower to 1.57 higher）	⊕○○○ VERY LOW	CRITICAL
PEF（三个月）（follow – up mean 6 months；measured with：lung function test；Better indicated by higher values）											
5	randomised trials	serious[1]	no serious inconsistency	no serious indirectness	serious[2]	reporting bias[4]	83	84	–	MD 0.38 lower（0.97 lower to 0.21 higher）	⊕○○○ VERY LOW	CRITICAL
PEF（六个月）（follow – up mean 6 months；measured with：lung function test；Better indicated by higher values）											
1	randomised trials	serious[1]	no serious inconsistency	no serious indirectness	no serious imprecision[5]	reporting bias[3,6]	15	15	–	MD 1.54 higher（0.58 to 2.5 higher）	⊕⊕○○ LOW	CRITICAL
哮喘症状评分（三个月）（哮喘控制测试表 ACT））（follow – up mean 6 months；measured with：ACT scale；Better indicated by higher values）											
4	randomised trials	serious[1]	serious[4]	no serious indirectness	serious[2]	reporting bias[3]	68	69	–	MD 0.15 higher（0.53 lower to 0.83 higher）	⊕○○○ VERY LOW	CRITICAL
无效率（三个月）（GINA 指南控制水平计算有效率）（follow – up mean 6 months；assessed with：GINA control level）											
3	randomised trials	serious[1]	no serious inconsistency	no serious indirectness	serious[2]	reporting bias[3]	11/60（18.3%）	13/62（21%）	OR 0.86（0.35 to 2.11）	24 fewer per 1000（from 125 fewer to 149 more）	⊕○○○ VERY LOW	CRITICAL
							–	8.3%		11 fewer per 1000（from 52 fewer to 77 more）		
							–	24.1%		27 fewer per 1000（from 141 fewer to 160 more）		

1 随机隐藏规范；有不完整资料报告，未作意向性分析；未采用盲法；报告较为全面，选择性报告风险小；有利益相关性偏倚风险。
2 可信区间超过 2 倍效应量。
3 文献量较少，没有报告脱失等不利结局。
4 研究结果差异大，存在异质性。
5 效应量大，可信区间窄，精确性高。
6 只有一篇文献。

5.1.4 穴位注射

Question：Should 黄芪注射液注射 + 西药吸入 VS 西药吸入 be used in 缓解期成人支气管哮喘？

Quality assessment						No of patients		Effect		Quality	Importance
No of studies	Design	Risk of bias	Inconsistency	Indirectness	Imprecision	Other considerations	中药穴位注射 + 西药吸入	西药吸入	Relative (95% CI)	Absolute		
无效率（follow - up mean 2 years；assessed with：132）											
1	observational studies	very serious[1]	no serious inconsistency	no serious indirectness	very serious[2]	reporting bias[3]	1/35 (2.9%)	4/35 (11.4%)	RR 0.25 (0.03 to 2.13)	86 fewer per 1000 (from 111 fewer to 129 more)	⊕○○○ VERY LOW	CRITICAL
							–	0%		–		
药物使用（follow - up mean 2 years；measured with：132；Better indicated by lower values）											
1	observational studies	very serious[1]	no serious inconsistency	no serious indirectness	no serious imprecision	reporting bias[3]	35	35	–	MD 0.97 lower (1.16 to 0.78 lower)	⊕○○○ VERY LOW	IMPORTANT
年发作次数（follow - up mean 2 years；measured with：132；Better indicated by lower values）											
1	observational studies	very serious[1]	no serious inconsistency	no serious indirectness	no serious imprecision	reporting bias[3]	35	35	–	MD 2.32 lower (2.52 to 2.12 lower)	⊕○○○ VERY LOW	IMPORTANT

1 随机分配方法不清楚；分配方案隐藏不详；未采用盲法；结果数据的完整性不详；选择性报告研究不清楚。
2 效应量与可信区间比例 I^2 小于 50%。
3 只有一篇。

5.1.5 穴位埋线

Question：Should 埋线 + 西基 VS 西基 be used in 成人?

Quality assessment							No of patients		Effect		Quality	Importance
No of studies	Design	Risk of bias	Inconsistency	Indirectness	Imprecision	Other considerations	埋线 + 西基	西基	Relative (95% CI)	Absolute		
无效率（follow - up 3 ~6 weeks；assessed with：146,152）												
2	observational studies	very serious[1]	serious[2]	no serious indirectness	very serious[3]	reporting bias[4]	3/46 (6.5%)	8/46 (17.4%)	RR 0.38 (0.11 to 1.33)	108 fewer per 1000 (from 155 fewer to 57 more)	⊕○○○ VERY LOW	CRITICAL
							-	16%		99 fewer per 1000 (from 142 fewer to 53 more)		
							-	20%		124 fewer per 1000 (from 178 fewer to 66 more)		
一秒用力呼气容积（follow - up 6 weeks；measured with：152；Better indicated by higher values）												
1	observational studies	very serious[1]	no serious inconsistency	no serious indirectness	serious[5]	reporting bias[4]	31	31	-	MD 3.57 higher (0.33 to 6.82 higher)	⊕○○○ VERY LOW	CRITICAL
AQLQ 表（follow - up 6 weeks；measured with：152；Better indicated by higher values）												
1	observational studies	very serious[1]	no serious inconsistency	no serious indirectness	serious[5]	reporting bias[4]	31	31	-	MD 0.86 higher (0.62 to 1.1 higher)	⊕○○○ VERY LOW	CRITICAL

1 随机分配方法不清楚；分配方案隐藏不详；未采用盲法；结果数据的完整性不详；选择性报告研究不清楚。

2 两条均与等效线相交。

3 效应量与可信区间比例 I^2 小于 50%。

4 只有一篇。

5 效应量与可信区间比例 I^2 为 50% ~90%。

5.2 结果总结表(the summary of findings table,SoFs table)

5.2.1 毫针刺法(配合电针)

5.2.1.1 宣肺健脾益肾针法

宣肺健脾益肾针法 for 支气管哮喘

Patient or population: patients with 支气管哮喘

Settings:

Intervention:宣肺健脾益肾针法

Outcomes	Illustrative comparative risks* (95% CI) Assumed risk Control	Corresponding risk 宣肺健脾益肾针法	Relative Effect (95% CI)	No of Participants (studies)	Quality of the evidence (GRADE)	Comments
FEV1(%PRED) Follow - up: 12 days	The mean fev1 (% pred) ranged across control groups from 53.6% ~94 %	The mean fev1 (% pred) in the intervention groups was 16.43 higher (10.77 to 22.09 higher)	-	175 (2 studies)	⊕⊕⊖⊖ low[1,2]	-
FEV1/FVC(%PRED) Follow - up: 12 days	The mean fev1/fvc (% pred) ranged across control groups from 85.8% ~97.3%	The mean fev1/fvc(%pred) in the intervention groups was 2.81 higher (0.4 lower to 6.02 higher)	-	175 (2 studies)	⊕⊖⊖⊖ very low[1,2,3]	-
心率变异性(HRV) Follow - up: 12 days	The mean 心率变异性 (hrv) ranged across control groups from 8.5 ~9.7	The mean 心率变异性(hrv) in the intervention groups was 1.3 higher (0.85 lower to 3.46 higher)	-	71 (2 studies)	⊕⊖⊖⊖ very low[1,3,4,5]	-
临床哮喘症状积分(Hogg 等方法) Follow - up: 3 weeks	The mean 临床哮喘症状积分(hogg 等方法) ranged across control groups from 3.7 ~18.7 score	The mean 临床哮喘症状积分(hogg 等方法) in the intervention groups was 1.54 lower (2.07 to 1.02 lower)	-	77 (1 study)	⊕⊖⊖⊖ very low[1,5,6]	-
哮鸣音评分(中药新药) Follow - up: 12 days	The mean 哮鸣音评分(中药新药) ranged across control groups from 0.32 ~1.55 score	The mean 哮鸣音评分(中药新药) in the intervention groups was 1.37 lower (1.66 to 1.08 lower)	-	104 (1 study)	⊕⊕⊖⊖ low[1,5]	-

续表

药物用量减少 1/3～1/4 Follow－up：12 days	Study population		Not estimable	0 （1 study）	⊕⊖⊖⊖ very low[1,3,5]	–
	See comment	See comment				
	Moderate					

* The basis for the assumed risk（e. g. the median control group risk across studies）is provided in footnotes. The corresponding risk（and its 95% confidence interval）is based on the assumed risk in the comparison group and the relative effect of the intervention（and its 95% CI）.
CI：Confidence interval；RR：Risk ratio；

GRADE Working Group grades of evidence
High quality：Further research is very unlikely to change our confidence in the estimate of effect.
Moderate quality：Further research is likely to have an important impact on our confidence in the estimate of effect and may change the estimate.
Low quality：Further research is very likely to have an important impact on our confidence in the estimate of effect and is likely to change the estimate.
Very low quality：We are very uncertain about the estimate.

1 随机由本人完成，报告数据只进行了 PP 分析，无选择性报告偏倚，无利益相关偏倚。
2 只有两篇文献。
3 可信区间大于 2 倍效应量。
4 与结局指标非直接相关，而是考察了交感神经对肺功能的影响，侧重机制研究。
5 只有一篇文献。

5.2.1.2 局部五针法

局部五针 compared to 常规针刺 for 支气管哮喘

Patient or population：patients with 支气管哮喘
Settings：
Intervention：邵氏五针
Comparison：常规针刺

Outcomes	Illustrative comparative risks* (95% CI)		Relative Effect (95% CI)	No of Participants (studies)	Quality of the evidence (GRADE)	Comments
	Assumed risk 常规针刺	Corresponding risk 邵氏五针				
1 秒钟用力呼气容积 FEV1 lung function test Follow - up：4 weeks	Study population		OR 0.04 (0.01 to 0.20)	104 (2 studies)	⊕⊖⊖⊖ very low[1,2,3]	-
	1000 per 1000	1000 per 1000 (1000 to 1000)				
	Moderate					
	1000 per 1000	1000 per 1000 (1000 to 1000)				
最大呼气流量 PEF lung function test Follow - up：4 weeks	The mean 最大呼气流量 pef in the control groups was 67.43 L	The mean 最大呼气流量 pef in the intervention groups was 3.63 higher (0.92 to 6.34 higher)	-	186 (2 studies)	⊕⊕⊖⊖ low[1,3]	-
症状评分(中药新药临床研究指导原则) symptoms and syndrome scores Follow - up：4 weeks	The mean 症状评分(中药新药临床研究指导原则) in the control groups was 7.9 points	The mean 症状评分(中药新药临床研究指导原则) in the intervention groups was 2.44 lower (3.7 to 1.18 lower)	-	186 (2 studies)	⊕⊕⊖⊖ low[1,3,4]	-

续表

无效率 TCM score scale Follow－up：4 weeks	Study population		OR 0.34 （0.15 to 0.77）	282 （2 studies）	⊕⊖⊖⊖ very low[1,5,6]	－
	164 per 1000	63 per 1000 （29 to 131）				
	Low					
	141 per 1000	53 per 1000 （24 to 112）				
	High					
	208 per 1000	82 per 1000 （38 to 168）				

* The basis for the assumed risk（e. g. the median control group risk across studies）is provided in footnotes. The corresponding risk（and its 95% confidence interval）is based on the assumed risk in the comparison group and the relative effect of the intervention（and its 95% CI）.

CI：Confidence interval；OR：Odds ratio；

GRADE Working Group grades of evidence

High quality：Further research is very unlikely to change our confidence in the estimate of effect.

Moderate quality：Further research is likely to have an important impact on our confidence in the estimate of effect and may change the estimate.

Low quality：Further research is very likely to have an important impact on our confidence in the estimate of effect and is likely to change the estimate.

Very low quality：We are very uncertain about the estimate.

1 随机隐藏一篇可，一篇未做到；盲法未做到；不完整数据，未作意向性分析；有选择性报告风险；一篇有利益相关偏倚风险。

2 可信区间大于2倍效应量。

3 仅有一篇文献。

4 效应量与可信区间差值小于10%。

5 可信区间与效应量差值大于10%，但未大于50%。

6 仅有两篇文献。

5.2.1.3　电针肺俞穴法

电针 compared to 西药舒弗美(长效氨茶碱制剂) for

Patient or population：patients with
Settings：
Intervention：电针
Comparison：西药舒弗美(长效氨茶碱制剂)

Outcomes	Illustrative comparative risks*(95% CI)		Relative Effect (95% CI)	No of Participants (studies)	Quality of the evidence (GRADE)	Comments
	Assumed risk 西药舒弗美(长效氨茶碱制剂)	Corresponding risk 电针				
第一秒用力呼气容积占预计值百分比 Follow－up：2 weeks	The mean 第一秒用力呼气容积占预计值百分比 in the control groups was 67.37 %	The mean 第一秒用力呼气容积占预计值百分比 in the intervention groups was 5.51 higher (0.2 to 10.82 higher)	–	60 (1 study)	⊕⊖⊖⊖ very low[1,2,3]	–
第一秒用力呼气容量占肺活量百分比 Follow－up：mean 2 weeks	The mean 第一秒用力呼气容量占肺活量百分比 in the control groups was 68.25 %	The mean 第一秒用力呼气容量占肺活量百分比 in the intervention groups was 2.03 higher (3.4 lower to 7.46 higher)	–	60 (1 study)	⊕⊖⊖⊖ very low[1,2,3]	–
呼气峰值流速占预计值百分比 Follow－up：2 weeks	The mean 呼气峰值流速占预计值百分比 in the control groups was 76.42 %	The mean 呼气峰值流速占预计值百分比 in the intervention groups was 3.18 higher (5.93 lower to 12.29 higher)	–	60 (1 study)	⊕⊖⊖⊖ very low[1,2,3]	–
哮喘症状评分 (2002 中药新药) Follow－up：2 weeks	The mean 哮喘症状评分 in the control groups was 2.2 %	The mean 哮喘症状评分 in the intervention groups was 0.03 lower (0.9 lower to 0.84 higher)	–	60 (1 study)	⊕⊖⊖⊖ very low[1,2,3]	–

续表

无效率 中药新药 2002、哮喘病学 Follow – up：2 weeks	Study population		OR 0.25 (0.07 to 0.86)	118 (2 studies)	⊕⊖⊖⊖ very low[1,2,4]	–
	207 per 1000	61 per 1000 (18 to 183)				
	Low					
	100 per 1000	27 per 1000 (8 to 87)				
	High					
	301 per 1000	97 per 1000 (29 to 271)				

* The basis for the assumed risk (e. g. the median control group risk across studies) is provided in footnotes. The corresponding risk (and its 95% confidence interval) is based on the assumed risk in the comparison group and the relative effect of the intervention (and its 95% CI).

CI：Confidence interval；OR：Odds ratio；

GRADE Working Group grades of evidence

High quality：Further research is very unlikely to change our confidence in the estimate of effect.

Moderate quality：Further research is likely to have an important impact on our confidence in the estimate of effect and may change the estimate.

Low quality：Further research is very likely to have an important impact on our confidence in the estimate of effect and is likely to change the estimate.

Very low quality：We are very uncertain about the estimate.

1 采用随机数字表，但随机隐藏由课题组内成员完成；有报告数据脱失，但未进行 ITT 分析；随访有数据分析。

2 可信区间与合并效应量的差值大于 50%。

3 只有一篇文献。

4 只有两篇文献。

5.2.1.4 常规针刺法

针刺 VS 伪针刺 for 支气管哮喘

Patient or population：patients with 支气管哮喘
Settings：
Intervention：针刺 VS 伪针刺

Outcomes	Illustrative comparative risks*（95% CI）		Relative Effect（95% CI）	No of Participants（studies）	Quality of the evidence（GRADE）	Comments
	Assumed risk	Corresponding risk				
	Control	针刺 VS 伪针刺				
FEV1	The mean fev1 in the control groups was 0.38 L	The mean fev1 in the intervention groups was 0.26 higher（0.05 lower to 0.57 higher）	–	46（2 studies）	⊕⊖⊖⊖ very low[1,2]	–
IgE	The mean ige in the control groups was 297.95	The mean ige in the intervention groups was 31.59 higher（194.77 lower to 257.95 higher）	–	30（1 study）	⊕⊖⊖⊖ very low[1,3]	–
QLQAKA	The mean qlqaka in the control groups was 64.8 score	The mean qlqaka in the intervention groups was 3.07 higher（0.98 lower to 7.12 higher）	–	30（1 study）	⊕⊖⊖⊖ very low[1,3]	–
TDI	The mean tdi in the control groups was 0.81	The mean tdi in the intervention groups was 0.52 higher（0.36 lower to 1.4 higher）	–	29（1 study）	⊕⊖⊖⊖ very low[1,3]	–

* The basis for the assumed risk（e.g. the median control group risk across studies）is provided in footnotes. The corresponding risk（and its 95% confidence interval）is based on the assumed risk in the comparison group and the relative effect of the intervention（and its 95% CI）.
CI：Confidence interval；

GRADE Working Group grades of evidence
High quality: Further research is very unlikely to change our confidence in the estimate of effect.
Moderate quality: Further research is likely to have an important impact on our confidence in the estimate of effect and may change the estimate.
Low quality: Further research is very likely to have an important impact on our confidence in the estimate of effect and is likely to change the estimate.
Very low quality: We are very uncertain about the estimate.

1 效应量与可信区间比例小于50%。
2 只有两篇文章。
3 只有一篇文献。

5.2.2 穴位敷贴

5.2.2.1 白芥子散前后配穴敷贴

穴位敷贴组 compared to 安慰剂敷贴组 for 支气管哮喘

Patient or population: patients with 支气管哮喘 Settings: Intervention: 穴位敷贴组 Comparison: 安慰剂敷贴组

Outcomes	Illustrative comparative risks * (95% CI)		Relative Effect (95% CI)	No of Participants (studies)	Quality of the evidence (GRADE)	Comments
	Assumed risk 安慰剂敷贴组	Corresponding risk 穴位敷贴组				
FEV1%(一个月) lung function test Follow – up: mean 1 months	The mean 肺功能 fev1%(一个月) ranged across control groups from 68.38 ~ 88.72 %	The mean 肺功能 fev1%(一个月) in the intervention groups was 7.61 higher (3.97 to 11.26 higher)	–	258 (3 studies)	⊕⊖⊖⊖ very low[1,2,3,4]	–
FEV1/FVC(一个月) lung function test Follow – up: mean 1	The mean 肺功能 fev1/fvc(一个月) ranged across control groups from 9.9 ~ 15.33	The mean 肺功能 fev1/fvc(一个月) in the intervention groups was 3.87 higher (00.22 to 7.53 higher)	–	278 (3 studies)	⊕⊖⊖⊖ very low[1,2,5,6]	–
5 – AQLQ(一个月) 5 – AQLQ scale Follow – up: mean 1 months	The mean 生存质量量表(5 – aqlq)(一个月) ranged across control groups from 46.3 ~ 107.44 points	The mean 生存质量量表(5 – aqlq)(一个月) in the intervention groups was 5.36 higher (3.60 to 7.13 higher)	–	238 (3 studies)	⊕⊕⊕⊖ moderate[1,6]	–

续表

日间症状评分(一个月) 自拟记录表 Follow - up: mean 1 months	The mean 日间症状评分(一个月) in the control groups was 0.73 points	The mean 日间症状评分(一个月) in the intervention groups was 0.27 lower (0.57 lower to 0.03 higher)	-	188 (1 study)	⊕⊖⊖⊖ very low[1,7,8]	-
夜间症状评分(一个月) 自拟记录表 Follow - up: mean 1 months	The mean 夜间症状评分(一个月) in the control groups was 0.38 points	The mean 夜间症状评分(一个月) in the intervention groups was 0.09 lower (0.33 lower to 0.15 higher)	-	188 (1 study)	⊕⊖⊖⊖ very low[1,3,7]	-
EOS 计数(一个月) experimental test Follow - up: mean 1 months	The mean 血嗜酸性粒细胞(eos)计数(一个月) ranged across control groups from 0.15 ~ 0.33 个/ul	The mean 血嗜酸性粒细胞(eos)计数(一个月) in the intervention groups was 0.11 lower (0.18 to 0.05 lower)	-	156 (3 studies)	⊕⊕⊖⊖ low[6,9]	-
lL - 4(一个月) experimental test Follow - up: mean 1 months	The mean 血清白介素 - 4(ll - 4)(一个月) in the control groups was 1.6 p/(ng. L - 1)	The mean 血清白介素 - 4(ll - 4)(一个月) in the intervention groups was 0.19 lower (0.46 lower to 0.08 higher)	-	106 (2 studies)	⊕⊖⊖⊖ very low[1,2,4,8]	-
IFN - r(一个月) experimetal test Follow - up: mean 1 months	The mean 血清干扰素 r(ifn - r)(一个月) ranged across control groups from 0.89 ~ 1.24 p/(ng. L - 1)	The mean 血清干扰素 r(ifn - r)(一个月) in the intervention groups was 0.1 higher (0.03 lower to 0.24 higher)	-	106 (2 studies)	⊕⊖⊖⊖ very low[1,2,4,8]	-

* The basis for the assumed risk (e. g. the median control group risk across studies) is provided in footnotes. The corresponding risk (and its 95% confidence interval) is based on the assumed risk in the comparison group and the relative effect of the intervention (and its 95% CI).
CI: Confidence interval;

GRADE Working Group grades of evidenceHigh quality: Further research is very unlikely to change our confidence in the estimate of effect. Moderate quality: Further research is likely to have an important impact on our confidence in the estimate of effect and may change the estimate. Low quality: Further research is very likely to have an important impact on our confidence in the estimate of effect and is likely to change the estimate. Very low quality: We are very uncertain about the estimate.

1 随机隐藏规范;采用双盲法;报道脱落提出病例但未作 ITT 分析;利益相关偏倚不明显;选择性报告偏倚风险不明显。
2 结论不一,异质性大,I^2 大于 50%。
3 可信区间大于 5 倍合并效应量。
4 只有两篇文献。
5 可信区间小于 2 倍合并效应量。
6 只有三篇文献。
7 只有一篇文献。
8 可信区间大于 2 倍合并效应量。
9 结论不一致。

5.2.2.2 中药辨证穴位敷贴

辨证分型穴位敷贴 compared to 其他疗法（普通穴位敷贴、皮下注射脱敏法）for 支气管哮喘

Patient or population: patients with 支气管哮喘
Settings:
Intervention:辨证分型穴位敷贴
Comparison: 其他疗法（普通穴位敷贴、皮下注射脱敏法）

Outcomes	Illustrative comparative risks*（95% CI）		Relative Effect（95% CI）	No of Participants（studies）	Quality of the evidence（GRADE）	Comments
	Assumed risk	Corresponding risk				
	其他疗法（普通穴位敷贴、皮下注射脱敏法）	辨证分型穴位敷贴				
无效率（一个月）（1993 年西医标准） 对照组:普通穴位敷贴 Follow－up: 1 months	Study population		OR 0.39（0.2 to 0.76）	209（1 study）	⊕⊖⊖⊖ very low[1,2,3]	－
	347 per 1000	172 per 1000（96 to 288）				
	Moderate					
	347 per 1000	172 per 1000（96 to 288）				
无效率（疗后六个月） 对照组:普通穴位敷贴	Study population		OR 1.01（0.54 to 1.88）	169（1 study）	⊕⊖⊖⊖ very low[1,2,3]	－
	389 per 1000	392 per 1000（256 to 545）				
	Moderate					
	390 per 1000	392 per 1000（257 to 546）				
ECP 对照:皮下注射脱敏		The mean 血清嗜酸性粒细胞阳离子蛋白 ecp in the intervention groups was 2.32 lower（5.22 lower to 0.58 higher）	－	209（1 study）	⊕⊖⊖⊖ very low[1,3,4]	－
IL－5 对照:皮下注射脱敏		The mean 血清白介素 il－5 in the intervention groups was 22.45 lower（35.08 to 9.82 lower）	－	209（1 study）	⊕⊕⊖⊖ low[1,2,5]	－

续表

* The basis for the assumed risk (e. g. the median control group risk across studies) is provided in footnotes. The corresponding risk (and its 95% confidence interval) is based on the assumed risk in the comparison group and the relative effect of the intervention (and its 95% CI).

CI: Confidence interval; OR: Odds ratio;

GRADE Working Group grades of evidence

High quality: Further research is very unlikely to change our confidence in the estimate of effect.

Moderate quality: Further research is likely to have an important impact on our confidence in the estimate of effect and may change the estimate.

Low quality: Further research is very likely to have an important impact on our confidence in the estimate of effect and is likely to change the estimate.

Very low quality: We are very uncertain about the estimate.

1 随机隐藏较规范;未采用盲法;数据报告较完整,但只进行了 PP 分析;可能有选择性报告风险;利益相关风险不明显。

2 可信区间大于合并效应,两者差值在 20% 以内。

3 只有一篇文献。

4 可信区间大于 2 倍效应量。

5 可信区间与效应量差值小于 10%。

5.2.3 热敏灸法

热敏灸 compared to 舒利迭 for 支气管哮喘

Patient or population：patients with 支气管哮喘 Settings：
Intervention：热敏灸 Comparison：舒利迭

Outcomes	Illustrative comparative risks *（95% CI）		Relative Effect (95% CI)	No of Participants (studies)	Quality of the evidence (GRADE)	Comments
	Assumed risk 舒利迭	Corresponding risk 热敏灸				
FEV1(三个月) lung function test Follow - up：6 months	The mean 肺功能 fev1(三个月) ranged across control groups from 2.22 ~ 2666 L[1]	The mean 肺功能 fev1(三个月) in the intervention groups was 0.01 standard deviations lower (0.31 lower to 0.30 higher)	–	167 (5 studies)	⊕⊖⊖⊖ very low[2,3,4]	–
FEV1(六个月) lung function test Follow - up：mean 6 months	The mean 肺功能 fev1(六个月) in the control groups was 1.98 L	The mean 肺功能 fev1(六个月) in the intervention groups was 0.73 higher (0.73 lower to 1.57 higher)	–	30 (1 study)	⊕⊖⊖⊖ very low[2,3,4]	–
PEF(三个月) lung function test Follow - up：mean 6 months	The mean 肺功能 pef(三个月) ranged across control groups from 6.5 ~ 8.124 L	The mean 肺功能 pef(三个月) in the intervention groups was 0.38 lower (0.97 lower to 0.21 higher)	–	167 (5 studies)	⊕⊖⊖⊖ very low[2,3,5]	–
PEF(六个月) lung function test Follow - up：mean 6 months	The mean 肺功能 pef(六个月) in the control groups was 4.96 L	The mean 肺功能 pef(六个月) in the intervention groups was 1.54 higher (0.58 to 2.5 higher)	–	30 (1 study)	⊕⊕⊖⊖ low[2,4,6,7]	–
哮喘症状评分(三个月)(哮喘控制测试表 ACT) ACT scale Follow - up：mean 6 months	The mean 哮喘症状评分(三个月)(哮喘控制测试表 act)) ranged across control groups from 16.52 ~ 23 points	The mean 哮喘症状评分(三个月)(哮喘控制测试表 act)) in the intervention groups was 0.15 higher (0.53 lower to 0.83 higher)	–	137 (4 studies)	⊕⊖⊖⊖ very low[2,3,4,5]	–

续表

无效率（三个月）（GINA 指南控制水平计算有效率） GINA control level Follow – up：mean 6 months	Study population		OR 0.86 （0.35 to 2.11）	122 （3 studies）	⊕⊖⊖⊖ very low[2,3,4]	–
	210 per 1000	186 per 1000 （85 to 359）				
	Low					
	83 per 1000	72 per 1000 （31 to 160）				
	High					
	241 per 1000	214 per 1000 （100 to 401）				

* The basis for the assumed risk（e.g. the median control group risk across studies）is provided in footnotes. The corresponding risk（and its 95% confidence interval）is based on the assumed risk in the comparison group and the relative effect of the intervention（and its 95% CI）.

CI：Confidence interval；OR：Odds ratio；

GRADE Working Group grades of evidenceHigh quality：Further research is very unlikely to change our confidence in the estimate of effect. Moderate quality：Further research is likely to have an important impact on our confidence in the estimate of effect and may change the estimate. Low quality：Further research is very likely to have an important impact on our confidence in the estimate of effect and is likely to change the estimate. Very low quality：We are very uncertain about the estimate.

1 final score.
2 随机隐藏规范；有不完整资料报告，未作意向性分析；未采用盲法；较为全面报告，选择性报告风险小；有利益相关性偏倚风险。
3 可信区间超过 2 倍效应量。
4 文献量较少，没有报告脱失等不利结局。
5 研究结果差异大，存在异质性。
6 效应量大，可信区间窄，精确性高。
7 只有一篇文献。

5.2.4 穴位注射

黄芪注射液穴位注射 + 西药吸入 compared to 西药吸入 for 缓解期成人支气管哮喘

Patient or population：缓解期成人支气管哮喘
Settings：
Intervention：中药穴位注射 + 西药吸入
Comparison：西药吸入

Outcomes	Illustrative comparative risks* (95% CI)		Relative Effect (95% CI)	No of Participants (studies)	Quality of the evidence (GRADE)	Comments
	Assumed risk	Corresponding risk				
	西药吸入	中药穴位注射 + 西药吸入				
无效率 132 Follow – up：mean 2 years	Study population		RR 0.25 (0.03 to 2.13)	70 (1 study)	⊕⊖⊖⊖ very low[1,2,3]	–
	114 per 1000	29 per 1000 (3 to 243)				
	Moderate					
	–	–				
药物使用 132 Follow – up：mean 2 years	The mean 药物使用 in the control groups was 1.67 次/月	The mean 药物使用 in the intervention groups was 0.97 lower (1.16 to 0.78 lower)	–	70 (1 study)	⊕⊖⊖⊖ very low[1,3]	–
年发作次数 132 Follow – up：mean 2 years	The mean 年发作次数 in the control groups was 2.87 次/年	The mean 年发作次数 in the intervention groups was 2.32 lower (2.52 to 2.12 lower)	–	70 (1 study)	⊕⊖⊖⊖ very low[1,3]	–

* The basis for the assumed risk (e.g. the median control group risk across studies) is provided in footnotes. The corresponding risk (and its 95% confidence interval) is based on the assumed risk in the comparison group and the relative effect of the intervention (and its 95% CI).
CI：Confidence interval；RR：Risk ratio；

GRADE Working Group grades of evidence
High quality：Further research is very unlikely to change our confidence in the estimate of effect.
Moderate quality：Further research is likely to have an important impact on our confidence in the estimate of effect and may change the estimate.
Low quality：Further research is very likely to have an important impact on our confidence in the estimate of effect and is likely to change the estimate.
Very low quality：We are very uncertain about the estimate.

1 随机分配方法不清楚;分配方案隐藏不详;未采用盲法;结果数据的完整性不详;选择性报告研究不清楚。
2 效应量与可信区间比例 I^2 小于 50%。
3 只有一篇。

5.2.5 穴位埋线

埋线 + 西基 compared to 西基 for 成人

Patient or population:成人
Settings:
Intervention:埋线 + 西基
Comparison: 西基

Outcomes	Illustrative comparative risks* (95% CI) Assumed risk 西基	Corresponding risk 埋线 + 西基	Relative Effect (95% CI)	No of Participants (studies)	Quality of the evidence (GRADE)	Comments
无效率 146,152 Follow - up: 3 ~ 6 weeks	Study population		RR 0.38 (0.11 to 1.33)	92 (2 studies)	⊕⊖⊖⊖ very low[1,2,3,4]	-
	174 per 1000	66 per 1000 (19 to 231)				
	Low					
	160 per 1000	61 per 1000 (18 to 213)				
	High					
	200 per 1000	76 per 1000 (22 to 266)				
一秒用力呼气容积 152 Follow - up: 6 weeks	The mean 一秒用力呼气容积 in the control groups was 9.2806 L	The mean 一秒用力呼气容积 in the intervention groups was 3.57 higher (0.33 to 6.82 higher)	-	62 (1 study)	⊕⊖⊖⊖ very low[1,4,5]	-
AQLQ 表 152 Follow - up: 6 weeks	The mean aqlq 表 in the control groups was 3.66 score	The mean aqlq 表 in the intervention groups was 0.86 higher (0.62 to 1.1 higher)	-	62 (1 study)	⊕⊖⊖⊖ very low[1,4,5]	-

续表

* The basis for the assumed risk (e. g. the median control group risk across studies) is provided in footnotes. The corresponding risk (and its 95% confidence interval) is based on the assumed risk in the comparison group and the relative effect of the intervention (and its 95% CI). CI: Confidence interval; RR: Risk ratio;
GRADE Working Group grades of evidence High quality: Further research is very unlikely to change our confidence in the estimate of effect. Moderate quality: Further research is likely to have an important impact on our confidence in the estimate of effect and may change the estimate. Low quality: Further research is very likely to have an important impact on our confidence in the estimate of effect and is likely to change the estimate. Very low quality: We are very uncertain about the estimate.

1 随机分配方法不清楚;分配方案隐藏不详;未采用盲法;结果数据的完整性不详;选择性报告研究不清楚。
2 两条均与等效线相交。
3 效应量与可信区间比例 I^2 小于 50%。
4 只有一篇。
5 效应量与可信区间比例 I^2 为 50%～90%。

6 本《指南》推荐方案的形成过程

由项目组组长和专家组成员根据支气管哮喘指南的适用范围和临床问题确定指南推荐方案的框架。基本的框架在确定成人支气管哮喘的基础上，按照支气管哮喘的病程和分期进行分类。在此基础上，按照干预措施再次分类。

证据的合成根据疾病的特点，按照不同的目标人群、疾病的不同阶段、不同的治疗原则与针灸方法、疗效评价指标等因素，将现代文献根据 GRADE 系统评价形成治疗方案的推荐强度和推荐意见，结合古代文献及名医经验证据进行归类，对于临床应用广泛、疗效明显但缺乏现代文献证据的治疗方法，在名医经验和古代文献的基础上，通过专家共识的方法，形成推荐意见，再合并形成证据群。

推荐方案包括针灸干预的适用人群、介入时机、干预原则、取穴、针灸方法、注意事项、疗效及其评价指标等。每一条推荐意见都应有相对应的推荐强度和支撑证据。推荐意见的强度可分为强推荐、弱推荐两个层次。推荐意见的支撑证据包括现代文献证据、古代文献证据、名医经验和专家共识。

每一条推荐意见都从以下几个方面考虑：现代文献证据质量分级、古代文献证据及名医经验可靠程度、干预措施的利弊关系、患者价值观和意愿、费用。

由项目组召开专家会议，逐条对针灸治疗疾病的介入时机、适用人群、治疗原则、各种针灸方法及其疗效及安全性等进行讨论，采用德尔菲法进行表决，筛选推荐方案，产生推荐意见。

7 本《指南》推荐方案征求意见稿

针灸治疗支气管哮喘指南推荐方案专家意见问卷

尊敬的专家：

您好！感谢您抽出宝贵的时间阅读并回答本问卷。本问卷（共三部分）需要征集您的意见：①治疗原则；②治疗方案；③方案排序。

推荐方案来源：基于针灸临床治疗支气管哮喘的中英文现代文献、古代文献、近现代名老中医经验，以及指南编写小组内的专家意见共识。

证据质量产生：本指南中英文现代文献采用 GRADE 系统为证据评级以衡量证据质量。GRADE 为指南提供了一个证据质量评价的体系，也为指南中的推荐强度评级提供了一种系统方法。GRADE 通过定性分析证据的偏移风险，并通过 META 分析进行定量评估，将证据质量分为高、中、低、极低四个等级，分别用 A、B、C、D 表示。证据质量 A：未来研究几乎不可能改变现有疗效评价结果的可信度；证据质量 B：未来研究可能对现有疗效评估有重要影响，可能改变评价结果的可信度；证据质量 C：表示未来研究很有可能对现有疗效评价有重要影响，改变评估结果可信度的可能性较大；证据质量 D：表示任何疗效评估都很不确定。

推荐强度根据指南推荐需考虑四个方面的因素，即证据质量、利弊平衡、患者意愿价值观、资源消耗与成本分析。请您根据四个方面综合考虑后最终给出推荐强度。注：现有推荐方案仅对其证据质量进行了客观评级。GRADE 推荐强度建议采用数字 1、2 描述法：支持使用某项干预措施的强推荐 1；支持使用某项干预措施的弱推荐 2；反对使用某项干预措施的弱推荐 2；反对使用某项干预措施的强推荐 1。

注：GRADE（The Grading of Recommendations，Assessment，Development and Evaluation）

为系统评价和指南提供了一个证据质量评价的体系，同时为指南中的推荐强度评级提供了一种系统方法。GRADE 在对文献中的各种临床结局指标分类基础上进行证据分级评估。在指南制定中，将证据分级综合其他方面因素，并最终形成推荐意见。GRADE 判断证据质量不是针对单个研究而是针对证据群。

GRADE 的证据质量判断根据以下几个方面：

1. 证据群的偏倚风险：包括随机分组、隐蔽分组、盲法、结果数据的完整性、利益相关性等。

2. 其他有关因素：包括证据质量的精确性、证据之间临床结果的一致性、临床结果的间接性及是否存在发表偏倚。

3. 与观察性研究有关的另一些因素，包括效应量大小与量效关系的存在与否。

注：了解更多 GRADE 相关信息，请参考 http：//www. gradeworkinggroup. org

Meta 分析：将同一临床问题的单个研究进行综合的统计学分析，目的是为了将结果进行合并，是一种合并几个试验结果的统计学方法。

支气管哮喘慢性持续期、临床缓解期（成人）治疗方案

请您对于针灸治疗支气管哮喘的总治疗原则、治疗方法（取穴、操作、疗程）分别进行推荐，如果同意请选择“是（√）”，如不同意请选择“否”，选择“否（√）”请同时填写否定理由或建议，并于最后对采用疗法进行排序推荐。请在表中“（　）”内画“√”选择。

第一部分：治疗原则

1. 基于中英文现代文献证据支持
GRADE 证据评级基于 2 项 Meta 分析（纳入 5 个随机对照研究 RCT）
GRADE 评级为 C D
2. 有相关的名老中医经验支持及古代文献支持

		是否同意	不同意请写明原因或提供建议
治疗原则	宣肺化痰，健脾补肾，标本同治	是（）否（）	理由： 建议：
选穴处方原则	以局部选穴为主，即选用后背局部与肺脏相关的膀胱经、督脉穴位；采用三部配穴法，即配合选用临近的任脉穴、膀胱经背俞穴，以及辨证、对症选取远端穴位；不同治疗方法在选穴时略有不同	是（）否（）	理由： 建议：
针刺干预时机	慢性持续期、临床缓解期	是（）否（）	理由： 建议：

第二部分：治疗方案

一、针刺（电针）

1. 基于中英文现代文献证据支持
GRADE 证据评级基于 2 项 Meta 分析（纳入 5 个随机对照研究 RCT）
使用西药结合针刺与仅用西药对比：
（1）对改善肺功能 FEV1、临床哮喘症状积分、哮鸣音评分方面有显著疗效
（2）对改善心率变异性（HRV）无显著差异
常规针刺与伪针刺对比：对改善肺功能 FEV1 没有显著差异
GRADE 评级为 C D

2. 本疗法有相关的名老中医经验支持及古代文献支持

续表

方案一：宣肺健脾益肾针法		
治疗方案	是否同意	不同意请写明原因或提供建议
穴位：曲池（双）、列缺（双）、鱼际（双）、内关（双）、足三里（双）、三阴交（双）、太溪（双）	是（）否（）	否定理由： 1. 应去掉穴位： 2. 应增加穴位： 3. 其他原因及建议：
操作：以平补平泻手法，得气后留针 30 分钟	是（）否（）	否定理由： 1. 手法： 2. 留针时间： 3. 其他原因及建议：
疗程：每日 1 次，10 次为 1 个疗程	是（）否（）	否定理由： 1. 治疗频率： 2. 治疗疗程： 3. 其他原因及建议：
方案二：局部五针法		
穴位：肺俞（双）、定喘（双）、风门（双） 配穴：咳甚配尺泽、太渊；痰多配足三里、中脘；体虚易感冒配足三里	是（）否（）	否定理由： 1. 应去掉穴位： 2. 应增加穴位： 3. 其他原因及建议：
操作：患者取端坐位，体弱或怕针者可取侧卧位，每次留针 30 分钟，每隔 10 分钟行针 1 次，行针时根据针刺部位，行提插捻转手法，上下提插幅度为 8～15mm，向前向后捻转角度在 360°以内，一般向下插时，拇指向前，向上提时，拇指向后，对敏感者上述动作操作 3 次，一般患者操作 5～6 次，在得气基础上采用平补平泻法操作，一般针后于大椎、肺俞之间加拔一个大号火罐，留罐 10 分钟，双肺俞穴在慢性持续期可接电针	是（）否（）	否定理由： 1. 患者体位： 2. 留针时间： 3. 手法 4. 其他原因及建议：
疗程：每天 1 次，连针 6 次，休息 1 天，4 周 1 疗程	是（）否（）	否定理由： 1. 治疗频率： 2. 治疗疗程： 3. 其他原因及建议：

是否推荐针刺（电针）疗法

1. 强推荐（ ）　2. 弱推荐（ ）　3. 强不推荐（ ）　4. 弱不推荐（）

如果选择“3. 强不推荐”或“4. 弱不推荐”，请您说明理由：

二、穴位贴敷

1. 基于中英文现代文献证据支持
GRADE 证据评级基于 2 项 Meta 分析（纳入 4 个随机对照研究 RCT）
穴位敷贴与安慰剂穴位敷贴对比：
（1）对改善肺功能 FEV1%、FEV1/FVC 及提高生存质量 AQLQ 评分有显著差异
（2）对改善嗜酸性粒细胞 EOS、白介素 IL - 4、血清干扰素 r、日间症状评分和夜间症状评分无显著差异
穴位敷贴与皮下注射脱敏法对比：
（1）对改善白介素 IL - 5、降低 1 个月后治疗无效率有显著差异
（2）对降低嗜酸性粒细胞阳离子蛋白 ECP、降低 6 个月后无效率无显著差异
GRADE 评级为 D

2. 本疗法有相关的名老中医经验支持

治疗方案	是否同意	不同意请写明原因或提供建议
方案一：白芥子散前后配穴敷贴		
穴位：大椎、肺俞（双）、脾俞（双）、肾俞（双）；天突、膻中、气海、关元、足三里（双），两组穴位交替使用	是（）否（）	否定理由： 1. 应去掉穴位： 2. 应增加穴位： 3. 其他原因及建议：
药物：白芥子、细辛、延胡索、甘遂等为基本方（出自清代张璐《张氏医通》记载的白芥子散）	是（）否（）	否定理由： 1. 药物原因： 2. 其他原因及建议：
操作：上药研为细末，加入姜汁混合成膏（糊），将药物压成直径 1.2cm、厚 0.25cm 的圆柱形小药饼，用无菌敷料固定在相应穴位上，防止脱落，根据患者耐受程度，每次可敷贴 4 ~ 6 小时	是（）否（）	否定理由： 1. 药物处理： 2. 其他原因及建议：
疗程：慢性持续期者每次间隔 3 ~ 4 天，治疗 8 ~ 10 次为 1 个疗程； 临床缓解期者夏季三伏的入伏日起，每一伏、第二伏、第三伏第一天上午贴（即每 10 天贴 1 次），共 3 次，3 次为 1 个疗程，可以连续治疗 3 个疗程	是（）否（）	否定理由： 1. 慢性持续期： 2. 临床缓解期： 3. 其他原因及建议：
方案二：中药辨证穴位敷贴		
慢性持续期：肺俞（双）、定喘、风门（双） 临床缓解期：肺俞（双）、膏肓（双）、肾俞（双）	是（）否（）	否定理由： 1. 慢性持续期： 2. 临床缓解期： 3. 其他原因：
药物：①肺寒方：麻黄、细辛、荆芥、北杏仁、五味子、延胡索、甘遂各 10g，白芥子 30g；②肺热方：鱼腥草、柴胡、地龙、冰片、葶苈子、桑白皮、黄芩各 10g，斑蝥 30g；③肺肾虚方：仙灵脾、补骨脂、黄精、黄芪、怀山、川芎、法半夏各 10g，白芥子 30g。肾阳虚加附子、核桃肉各 10g；肾阴虚去补骨脂，加麦冬，将白芥子改为斑蝥	是（）否（）	否定理由： 1. 药物原因： 2. 其他原因及建议：

续表

操作：以上各药研末，加入姜汁等介质处理后混合成膏（糊），切成等大（1cm×1cm）的小药饼，用纱布覆盖，胶布固定	是（）否（）	否定理由： 1. 药物处理： 2. 其他原因及建议：
疗程：根据患者耐受程度，每次可敷贴 4~8 小时，1 周 1 次，4 周为 1 个疗程	是（）否（）	否定理由： 1. 治疗频率： 2. 治疗疗程： 3. 其他原因及建议：

三、穴位注射

1. 基于中英文现代文献证据支持

GRADE 证据评级基于 2 项 Meta 分析（纳入 5 个假随机对照研究 Pseudo - RCT）

同时使用西医基础治疗，穴位注射与西药吸入比：无效率显著降低，可显著改善肺功能 FEV1，可减少药物使用和发作次数

穴位注射结合西医基础治疗，与仅使用西医基础治疗比：

（1）治疗无效率显著降低，对改善哮喘控制时间有显著差异

（2）对改善肺功能 PEF 无显著差异

GRADE 评级为 D

2. 本疗法有相关的名老中医经验支持

方案一：氨茶碱 + 地塞米松穴位注射

治疗方案	是否同意	不同意请写明原因或提供建议
穴位：肺俞（双）、大椎	是（）否（）	否定理由： 1. 应去掉穴位： 2. 应增加穴位： 3. 其他原因及建议：
药物：氨茶碱和地塞米松	是（）否（）	否定理由： 1. 药物原因： 2. 其他原因及建议：
操作：在肺俞穴和大椎穴注射氨茶碱（双侧共 0.1~0.125g）、地塞米松（双侧共 1~2mg）	是（）否（）	否定理由： 1. 操作过程： 2. 其他原因及建议：
疗程：1 日 2 次，连续 5 日为 1 个疗程	是（）否（）	否定理由： 1. 频率： 2. 疗程： 3. 其他原因及建议：

方案二：654 - 2 穴位注射

治疗方案	是否同意	不同意请写明原因或提供建议
穴位：定喘（双）	是（）否（）	否定理由： 1. 应去掉穴位： 2. 应增加穴位： 3. 其他原因及建议：

续表

药物：654－2	是（）否（）	否定理由： 1. 药物原因： 2. 其他原因及建议：
操作：取5mL一次性注射器，抽取654－2注射液1mL（10mg）备用。常规消毒定喘穴后，将准备好药物的针头快速刺入穴位0.5寸，行上下提插手法，得气后回抽无血，即可慢慢注入药液	是（）否（）	否定理由： 1. 操作过程： 2. 其他原因及建议：
疗程：1日1次，连续注射3～7次为1个疗程	是（）否（）	否定理由： 1. 频率： 2. 疗程： 3. 其他原因及建议：
方案三：黄芪注射液穴位注射		
穴位：肺俞（双）、大椎	是（）否（）	否定理由： 1. 慢性持续期： 2. 临床缓解期： 3. 其他原因及建议：
药物：黄芪注射液	是（）否（）	否定理由： 1. 药物原因： 2. 其他原因及建议：
操作：取黄芪注射液2mL，每个穴位注射1mL，双肺俞交替使用，针尖向脊柱方向斜刺1～1.5cm，待患者有胀感后，回抽针筒无血后缓慢推注药液	是（）否（）	否定理由： 1. 操作过程： 2. 其他原因及建议：
疗程：每周2次，3个月为1个疗程，每年2个疗程，2个疗程间相隔3个月，连续治疗2年	是（）否（）	否定理由： 1. 治疗频率： 2. 治疗疗程： 3. 其他原因及建议：

是否推荐中药穴位注射疗法

1. 强推荐（ ）2. 弱推荐（ ）3. 强不推荐（ ）4. 弱不推荐（ ）

是否推荐西药穴位注射疗法

1. 强推荐（ ）2. 弱推荐（ ）3. 强不推荐（ ）4. 弱不推荐（ ）

如果选择“3. 强不推荐”或“4. 弱不推荐”，请您说明理由：

四、热敏灸

基于中英文现代文献证据支持

GRADE 证据评级基于 1 项 Meta 分析（纳入 6 个随机对照研究 RCT）

热敏灸与西药舒利迭比：

（1）无效率显著低

（2）对改善肺功能 FEV1、PEF 及降低哮喘症状积分方面无显著差异

GRADE 评级为 C D

治疗方案	是否同意	不同意请写明原因或提供建议
穴位：热敏点（发生热敏化现象的部位，详见操作部分）	是（）否（）	否定理由： 1. 穴位原因： 2. 其他原因及建议：
操作：①环境：检测室保持安静、通风，室内温度保持在 24℃～30℃；②患者体位：选择舒适、充分暴露病位的体位；③探查工具：特制精艾绒艾条，规格直径 2.2cm × 长度 12cm；④探查部位：背部足太阳膀胱经两外侧线以内，肺俞穴和膈俞穴两水平线之间的区域，前胸第 1 肋间隙、第 2 肋间隙自内向外至 6 寸范围内；⑤探查方法：用点燃的 2 根艾条在距离选定部位皮肤表面 3cm 左右高度，手行调控施行温和灸，当患者感受到艾灸发生透热、扩热、传热作用，局部不热远处热、表面不热深部热和非热感觉中类热敏灸反应中的一种或一种以上感觉时，即为发生腧穴热敏化现象，该探查点为热敏点，重复上述步骤，直至所有热敏化腧穴被查找出，详细记录其位置；⑥治疗方法：手持艾条，在探查到的热敏化腧穴中选取 1 个热敏化现象最为明显的穴位以色笔标记进行悬灸，每隔 2 分钟弹灰（时间不超过 10 秒）并调整艾条与皮肤的距离，保持足够热度，以发生透热、扩热、传热和非热感觉等腧穴热敏化现象为标准，对已探查出的热敏点逐个悬灸	是（）否（）	否定理由： 1. 操作过程： 2. 其他原因及建议：
疗程：在热敏点上实行悬灸，每次治疗时间以上述区域腧穴热敏现象消失为度（下限 30 分钟，上限 90 分钟）；患者初诊开始连续治疗 8 天，每日 1 次，第 1 个月内后 22 天保证 12 次治疗；后两个月保证每月 15 次（每日成 1 次）	是（）否（）	否定理由： 1. 频率： 2. 疗程： 3. 其他原因及建议：

是否推荐热敏灸疗法

1. 强推荐（ ）　2. 弱推荐（ ）　3. 强不推荐（ ）　4. 弱不推荐（ ）

如果选择“3. 强不推荐”或“4. 弱不推荐”，请您说明理由：

五、穴位埋线

基于中英文现代文献证据支持
GRADE 证据评级基于 1 项 Meta 分析（纳入 2 个假随机对照研究 Pseudo－RCT）
穴位埋线配合西药基础治疗与仅使用西药基础治疗比：无效率显著降低，显著改善肺功能 FEV1，提高 AQLQ 评分
GRADE 评级为 D

治疗方案	是否同意	不同意请写明原因或提供建议
穴位：肺俞与中府，脾俞与章门，肾俞与京门，每次 1 组穴位，均取双侧，3 组交替使用	是（）否（）	否定理由： 1. 穴位原因： 2. 其他原因及建议：
操作：取腹部穴位时患者仰卧位，取背部穴位时俯坐位，穴位皮肤常规消毒，将羊肠线装入注射针头前端内，腹部的穴位在其局部下方向上平刺，背部的穴位向脊柱斜刺，得气后边推针芯边退针管，使羊肠线埋入穴位皮下，线头不得外露，消毒针孔后，外敷无菌敷料，胶布固定 24 小时	是（）否（）	否定理由： 1. 操作过程： 2. 其他原因及建议：
疗程：每 1 周治疗 1 次，6 次（6 周）为 1 个疗程	是（）否（）	否定理由： 1. 频率： 2. 疗程： 3. 其他原因及建议：

是否推荐穴位埋线疗法
1. 强推荐（ ） 2. 弱推荐（ ） 3. 强不推荐（ ） 4. 弱不推荐（ ）
如果选择“3. 强不推荐”或“4. 弱不推荐”，请您说明理由：

第三部分：方案排序

虽然各组方案中评价结局指标不尽相同，请您根据临床经验并针对临床证据，对上述疗法进行推荐排序：________

A. 针刺（电针）疗法 B. 穴位敷贴疗法 C. 穴位注射疗法 D. 热敏灸疗法 E. 穴位埋线疗法

对本指南推荐方案的其他批评指导意见：

专家信息表

专家姓名（电子签名）		年龄	
学历		专业	
职务		职称	
工作单位		工作年限	

您对针灸治疗支气管哮喘的熟悉程度是以下哪种情况？请在相应选项后标“√”

很熟悉	熟悉	一般	不熟悉	很不熟悉

您临床中使用针灸治疗支气管哮喘一般依据以下哪些？请在相应选项后标“√”，可以多选

A. 教科书	B. 现代文献	C. 古代文献	D. 名老中医经验	E. 个人经验	F. 师徒传承经验

G. 其他________（请写明）

感谢您的指导与参与！

针灸治疗支气管哮喘指南编写小组
2013年8月2日

8 专家意见征集过程、结果汇总及处理

本指南在研制过程中，根据《针灸临床实践指南制定及评估规范》的要求，在循证基础上，充分吸取专家意见并尊重其指导作用，结合本指南研制过程中各个阶段、相应内容及遇到的争议问题，因需采取专家座谈、组内会议并利用邮件、电话等较为灵活的不同方式，开展专家意见征集。详情如下：

8.1 指南适用范围的确定

指南的适用范围是指《指南》适用的疾病、状况及目标人群。本《指南》经过前期临床文献、名老中医著作调研，以及相关在研课题的考察，并通过召开组内专家会的形式，确定《指南》适用疾病为支气管哮喘，人群为成人和儿童，对于分期、证型等暂未作明确限制。

8.2 指南临床问题的确定

在编写组整理提出临床问题的基础上，通过召开组内专家会的形式，由专家组提炼确定。（具体内容见附录2“临床问题”）

8.3 证据的收集与评估

8.3.1 文献检索策略的制定

通过专家座谈、电子邮件等方式，确定了现代文献、古代文献的检索词、检索策略及检索数据库等。

8.3.2 文献质量评估

现代文献主要采用GRADE软件进行质量评价，由两位评估员分别评价，如有异议，提请专家组审核，通过组内专家会议定夺。

8.4 证据的合成及推荐方案的形成

由指南组长和专家组成员根据《指南》的适用范围和临床问题确定了本《指南》的编写框架。根据支气管哮喘特点，首先根据目标人群分为成人及儿童指南，再按急性发作期、慢性持续期缓和临床解期进行分期，兼顾轻重程度、中医辨证分型。在人群、分期基础上，写明适用的针灸疗法。本《指南》涉及的针灸疗法有针刺（电针）、穴位贴敷、艾灸、穴位注射、拔罐等。

8.5 形成推荐方案初稿及专家共识

由编写组召开专家会议，逐条对针灸治疗疾病的介入时机、适用人群、治疗原则、各种针灸方法及其疗效及安全性等进行讨论，筛选推荐方案，产生推荐意见。专家组在产生推荐意见时，充分考虑治疗方案的疗效、安全性和实用性。每一条推荐方案逐条根据以上原则产生。根据专家意见，修改本《指南》的目标人群为成人，针对疾病分期为慢性持续期和临床缓解期，并修改删减了治疗方案。

8.6 修订推荐方案

确定征询意见专家范围：由编写小组结合专家组意见，在全国范围内遴选具有经验的针灸临床专家，职称为副主任医师或副教授以上，数量40名。遴选专家涉及全国7个行政区域，具有代表性。

专家咨询的形式和内容：编写组将推荐方案通过电子邮件、纸质文本发放回收的形式，向咨询专家进行意见征集，请专家根据临床具体情况，对各推荐方案的原则、取穴、操作、疗程等各方面进行筛选和排序，并分别注明筛选和排序的原因。

8.7 修订和完善推荐方案

编写组对专家反馈意见进行汇总整理，通过专家组成员的会议讨论，对推荐方案进行修订和完善。

9 会议纪要

9.1 2013年针灸临床实践指南项目审查会会议纪要

时间：2013年9月28日。

地点：成都。

参会人员：国家中医药管理局、中国针灸学会的有关领导，以及全国针灸行业的科、教、研各方面共26名专家出席了会议，此外，还有20余名标准及指南起草单位的代表参加了会议。会议由中国针灸学会会长，全国针灸标准化技术委员会、中国针灸学会标准化工作委员会（以下简称“两针标委会”）主任委员刘保延主持，刘炜宏副主任委员、余曙光副主任委员分别担任28日上午和下午两个时间段的审查专家组组长。

会议内容：

国家中医药管理局政策法规与监督司查德忠司长到会并做了重要讲话。查司长在讲话中指出，标准化工作是国家中医药管理局法监司的工作重点，受到各方面的重视，局里已陆续出台一系列关于标准化工作的意义、规划及管理办法的文件以指导相关工作，同时已得到中央财政设中医标准化专款支持标准化项目。查司长鼓励针灸行业继续积极开展标准化工作，争取长久进展，他特别强调，要重视针灸标准体系和针灸标准化支撑体系的构建，要将针灸标准的制定与应用相结合，将标准的评价与应用相结合，要积极推进针灸标准化培训工作。在讲话最后，查司长提出了四点建议：一是要继续完善针灸标准化体系框架；二是要加强标准通则的制定；三是要围绕针灸临床实践来制定标准；四是要夯实针灸标准制定的基础。

中国针灸学会会长刘保延代表学会及两针标委会介绍了参加本次审查会的2项针灸国家标准、1项针灸学会标准以及15项针灸临床实践指南项目的实施情况。在两针标委会的组织下，该18项标准（指南）的编制过程，严格遵循国家标准化管理委员会及中国针灸学会有关规定。目前，各项目组已对标准（指南）草案在全国范围内广泛征求意见，在今年6月份召开的两针标委会2013年年会上，该18项标准（指南）草案已通过初审。本次会议受国家中医药管理局委托，由两针标委会组织专家对标准（指南）送审稿进行审查。刘保延会长特别强调，临床实践指南是未来针灸标准化工作的重点，其性质更加贴近临床，其研制目的是为临床疗效和质量提供保障，所以，本次审订会上，针灸临床实践指南的评审重点是推荐方案的实用性。刘保延会长特请本次审查委员会专家严格把关，以确保标准（指南）的质量，他希望没有通过审查的项目起草单位能够做好修改和完善工作。

本次审查会对提交大会的2项针灸国家标准、1项学会标准及15项针灸临床实践指南进行了审议，根据专家评审意见及专家投票情况得出评审结果：通过国家标准1项、学会标准1项、行业指南6项；建议修改后函审的行业指南3项；建议修改后会审的国家标准1项；未通过的行业指南6项。具体情况如下：

（1）审议通过的项目

专家审查委员会审查通过了由全国针灸标准化技术委员会起草的针灸国家标准《针灸临床治疗指南制定及评估规范》，由湖北中医药大学起草的中国针灸学会标准《针刀基本技术操作规范》，由中国中医科学院广安门医院起草的《慢性便秘针灸临床实践指南》和《腰痛针灸临床实践指南》，由北京中医药大学东直门医院起草的《原发性痛经针灸临床实践指南》，由成都中医药大学起草的《坐骨神经痛针灸临床实践指南》，由中国中医科学院针灸研究所起草的《失眠针灸临床实践指南》和《支气管哮喘（成人）针灸临床实践指南》。

（2）修改后函审的项目

由中国中医科学院针灸研究所起草的《肩周炎针灸临床实践指南》、由天津中医药大学起草的《膝骨性关节炎针灸临床实践指南》以及由北京中医药大学东直门医院起草的《过敏性鼻炎针灸临床实践指南》3项指南，建议按照评审意见修订后再行函审。

（3）修改后会审的项目

由南京中医药大学起草的针灸国家标准《针灸门诊服务规范》，建议按照评审意见修订后再行会审。

（4）未通过的项目

由安徽中医学院附属针灸医院起草的《神经根型颈椎病针灸临床实践指南》、由天津中医药大学起草的《慢性萎缩性胃炎针灸临床实践指南》、由南京中医药大学起草的《突发性耳聋针灸临床实践指南》和《单纯性肥胖病针灸临床实践指南》、由浙江中医药大学附属医院起草的《原发性三叉神经痛针灸临床实践指南》以及由陕西中医学院起草的《糖尿病周围神经病变针灸临床实践指南》6项指南课题未通过审查。未通过审查的课题组按照评审意见继续修改和完善指南草案，由两针标委会秘书处另行安排验收审查。

最后，专家审查委员会提出，对于审议通过的标准，还需要对其内容及形式进行一致性修改，各标准起草单位应按照本次会议审查意见进行修改后，形成标准报批稿，上报两针标委会秘书处，经收集、整理、审核后，上报有关部门批准、发布。

《成人支气管哮喘针灸临床实践指南》（送审稿）专家审查意见

2013年9月28日，全国针灸标准化技术委员会、中国针灸学会标准化工作委员会在成都组织召开了“2013年针灸标准及临床实践指南项目审查会”，会上审查了《支气管哮喘（成人）针灸临床实践指南》（送审稿）。以余曙光为组长的21人专家组经过认真评议形成如下意见：

本标准针对支气管哮喘（成人）针灸临床实践，通过收集整理支气管哮喘（成人）针灸临床实践和科研的相关文献资料、调研分析、专家论证，以古今文献、临床实践为依据，详细规定了该指南简介、疾病概述、临床特点、诊断标准、治疗概况、针灸治疗、推荐方案、附件等方面，形成了支气管哮喘（成人）针灸临床实践指南，并广泛征求专家意见，合理处理并分析相关意见，达成了共识。

专家组一致认为本针灸临床实践指南编写方法符合标准化的有关规定，资料完整，用语确切，格式规范；指南框架及内容系统实用，具有科学性和可行性；支气管哮喘（成人）针灸临床治疗推荐方案合理，具备公认性和适用性；规定的针灸临床实践指南要求符合当前的科技水平和发展方向。

专家提出如下修订建议：

（1）关于推荐方案

推荐方案中每个部分中的“概要”建议去掉；每个方案的特点是什么？主要解决什么问题？缺乏描述。

（2）关于针灸治疗

急性期时的临床处理；突出针灸治疗的优势，突出针灸疗法；穴位贴敷治疗临床缓解期哮喘，即冬病夏治不能局限时间为每伏的第一天上午，应该为伏天都可以治疗；毫针＋电针要写清楚；热敏灸中操作方法，关于环境、工具等可以不详细写；拔罐是否列入推荐？疗效的可靠性？

（3）其他

文字和标点符号要注重严谨，语言文字要精练；文本内容还需进一步凝练；统一体例。

审查组同意该指南通过审查。建议根据专家意见修改后，以行业标准上报审批。

全国针灸标准化技术委员会
中国针灸学会标准化工作委员会
2013 年 9 月 28 日

附：《成人支气管哮喘针灸临床实践指南》项目评审专家名单

序号	姓名	职称/职务	工作单位
1	刘保延	副院长	中国中医科学院
2	刘炜宏	编审	中国中医科学院针灸所
3	文碧玲	教授	中国针灸学会
4	武晓冬	副研究员	中国中医科学院针灸所
5	余曙光	副校长/研究员	成都中医药大学
6	郭　义	教授	天津中医药大学
7	杨　骏	院长/教授	安徽中医学院
8	杨华元	教授	上海中医药大学
9	房繄恭	研究员	中国中医科学院针灸所
10	储浩然	主任医师	安徽省针灸医院
11	石　现	主任医师	解放军总医院针灸科
12	王富春	院长/教授	长春中医药大学针灸推拿学院
13	王麟鹏	主任医师	首都医科大学附属北京中医医院
14	贾春生	主任医师/教授	河北医科大学中医学院
15	余晓阳	主任医师	重庆市中医院
16	高希言	教授	河南中医学院
17	常小荣	教授	湖南中医药大学
18	吕明庄	主任医师	贵州省贵阳医学院附属医院
19	王玲玲	院长/教授	南京中医药大学
20	宣丽华	主任医师	浙江中医药大学附属第一医院
21	翟　伟	教授	内蒙古医科大学中医学院

9.2　第二批针灸临床实践推荐方案专家论证会会议纪要

时间：2014 年 3 月 20 日。

地点：中国中医科学院 201 会议室。

参会成员：刘保延、武晓冬、刘志顺、王麟鹏、赵宏、6 个针灸临床实践指南课题组负责人及主要人员等。

会议议题：审查第二批针灸临床实践指南推荐方案；专家就指南推荐方案中的不足给予纠正和补充；讨论并统一针灸临床实践指南定稿的最终版式。

会议内容：

（1）总课题组工作汇报

武晓冬向各位专家和各指南课题组汇报第二批针灸临床实践指南总课题组的工作进程。

赵宏代表总课题组向各位专家和各指南课题组汇报临床指南的技术路线和目前临床指南课题组的

工作进展。

（2）课题汇报及专家建议

各针灸临床实践指南小组向各位专家就指南的推荐方案和推荐意见进行了汇报。

与会专家在听取并审阅各课题组的推荐方案和推荐意见的基础上，就其存在的不足之处给予纠正和补充，并提出了自己的意见和建议。

（3）进度安排

各课题组的推荐方案和意见均已通过专家的讨论和修正。总课题组建议下一步工作安排：各临床指南课题组针对专家给出的意见就推荐方案进行进一步的修改和完善；针对各课题组提出的统一针灸临床专业术语和指南定稿格式的问题，总课题组经商议和明确后尽快给予回复；时间紧迫，要求各课题组在两周之内完成指南的最终定稿。